Cocina Paleo 2023

Comida Real para una Vida Saludable

Carlos García

Índice

Filetes a la parrilla con tubérculos rallados 10
Salteado asiático con ternera y verduras 13
Filetes de cedro con ensalada asiática y sal 16
Filetes de tres puntas a la parrilla con pepperonata de coliflor 19
Flat steak au poivre con salsa de champiñones dijon 21
filetes 21
salsa 21
Filetes de losa a la parrilla con cebollas caramelizadas y salsa 24
filetes 24
ensalada de salsa 24
cebollas caramelizadas 25
Costillas a la parrilla con cebollas de hierbas y mantequilla de ajo 27
Ensalada de chuletón con remolacha a la parrilla 29
Costillas al estilo coreano con col de jengibre salteada 31
Costillas de ternera con gremolata de hinojo cítrico 34
costillas 34
Calabaza horneada 34
gremolata 35
Empanadas de ternera al estilo sueco con ensalada de eneldo y pepino y mostaza 37
ensalada de pepino 37
empanadas de carne 37
Hamburguesas de ternera estofada sobre rúcula con tubérculos asados 41
Hamburguesas de ternera a la plancha con tomates en costra de sésamo 44
Hamburguesa en un palito con dip de baba ghanoush 47
pimientos rellenos ahumados 50
Hamburguesa de bisonte con cebolla cabernet y rúcula 53
Bisonte y cordero sobre acelgas y boniatos 56
Empanadas De Bisonte Con Puré De Manzana Y Grosellas Rojas Y Calabacín
    Pappardelle 59
albóndigas 59
Salsa de manzana y grosellas 59

Pappardelle de calabacín	60
Boloñesa de bisonte y boletus con espagueti de ajo asado	62
Chile de bisonte con carne	65
Filetes de bisonte con especias marroquíes con limones a la parrilla	67
Bisonte rallado con hierbas de Provenza	69
Costillas de bisonte estofadas en café con gremolata de mandarina y puré de raíz de apio	71
escabeche	71
asfixia	71
Sopa de hueso de res	74
Paletilla de cerdo tunecina con especias y boniatos especiados	77
cerdo	77
papas fritas	77
Paletilla De Cerdo A La Parrilla Cubana	80
Asado de cerdo rallado con especias italianas con verduras	83
Solomillo de cerdo en olla de cocción lenta	85
Cazuela De Calabaza Y Cerdo Con Especias De Comino	88
Filete relleno de frutas con salsa de brandy	90
carne rostizada	90
salsa de brandy	90
Cerdo asado al estilo porchetta	93
Lomo de cerdo estofado con tomatillo	96
Solomillo de cerdo relleno de albaricoques	99
Solomillo de cerdo con costra de hierbas y aceite de ajo crujiente	101
Cerdo especiado indio con salsa de coco	103
Escalopini de cerdo con manzanas especiadas y castañas	104
Fajita De Cerdo Salteado	107
Solomillo de cerdo con oporto y ciruelas	109
Cerdo al estilo Moo Shu en una ensaladera con verduras en escabeche	111
Vegetales en escabeche	111
cerdo	111
Chuletas de cerdo con nueces de macadamia, salvia, higos y puré de boniato	113
Chuletas de cerdo asadas con romero y lavanda con uvas y nueces tostadas	115
Chuletas de cerdo alla Fiorentina con rabe de brócoli a la parrilla	117
Pavo asado con puré de ajo	121

Pechuga de pavo rellena con salsa pesto y rúcula 124
Pechuga de pavo sazonada con salsa BBQ de cerezas 126
Filete de pavo estofado en vino 128
Pechuga de pavo asado con salsa de gambas al cebollino 131
Muslo de pavo guisado con tubérculos 133
Pan de pavo con hierbas, kétchup de cebolla caramelizada y rodajas de col asada 136
Posole de pavo 138
sopa de hueso de pollo 140
Salmón Harissa Verde 144
Salmón 144
Harissa 144
Semillas de girasol especiadas 145
ensalada 145
Salmón a la plancha con ensalada de alcachofas marinadas 148
Salmón chileno al horno con salsa de tomate verde 150
Salmón 150
salsa de tomate verde 150
Salmón al horno y espárragos en papillote con pesto de limón y avellanas 153
Salmón sazonado con compota de champiñones y manzana 155
Lenguado en papillote con verduras en juliana 159
Tacos de pescado al pesto de rúcula con crema de lima ahumada 161
Lenguado con costra de almendras 163
Paquetes de bacalao y calabacín a la plancha con salsa picante de mango y albahaca 166
Bacalao escalfado en Riesling con tomates rellenos de pesto 168
Bacalao al horno con pistachos y costra de cilantro sobre batatas trituradas 170
Bacalao al romero y mandarinas con brócoli asado 172
Envolturas de ensalada de bacalao al curry con rábanos en escabeche 174
Abadejo frito con limón e hinojo 176
Estofado cajún con costra de nueces, salsa tártara, okra y tomate 178
Empanadas de atún al estragón con alioli de aguacate y limón 181
Tajín de lubina rayada 185
Halibut en salsa de ajo con gambas y sofrito de verduras 188
bullabesa de marisco 191

Ceviche de camarón clásico 194

Ensalada de espinacas con costra de coco y gambas 197

Ceviche Tropical De Camarones Y Vieiras 200

Gambas jamaicanas con aceite de aguacate 202

Camarones con espinacas marchitas y radicchio 204

Ensalada de cangrejo con aguacate, toronja y jícama 206

La cola de langosta cajún se cocina con alioli de estragón 208

Patatas fritas de almejas con alioli de azafrán 210

Patatas fritas de chirivía 210

Alioli De Azafrán 210

conchas 210

Vieiras al horno con sabor a remolacha 213

Vieiras a la plancha con salsa de pepino y eneldo 216

Vieiras al horno con tomate, aceite de oliva y salsa de hierbas 219

vieiras y salsa 219

ensalada 219

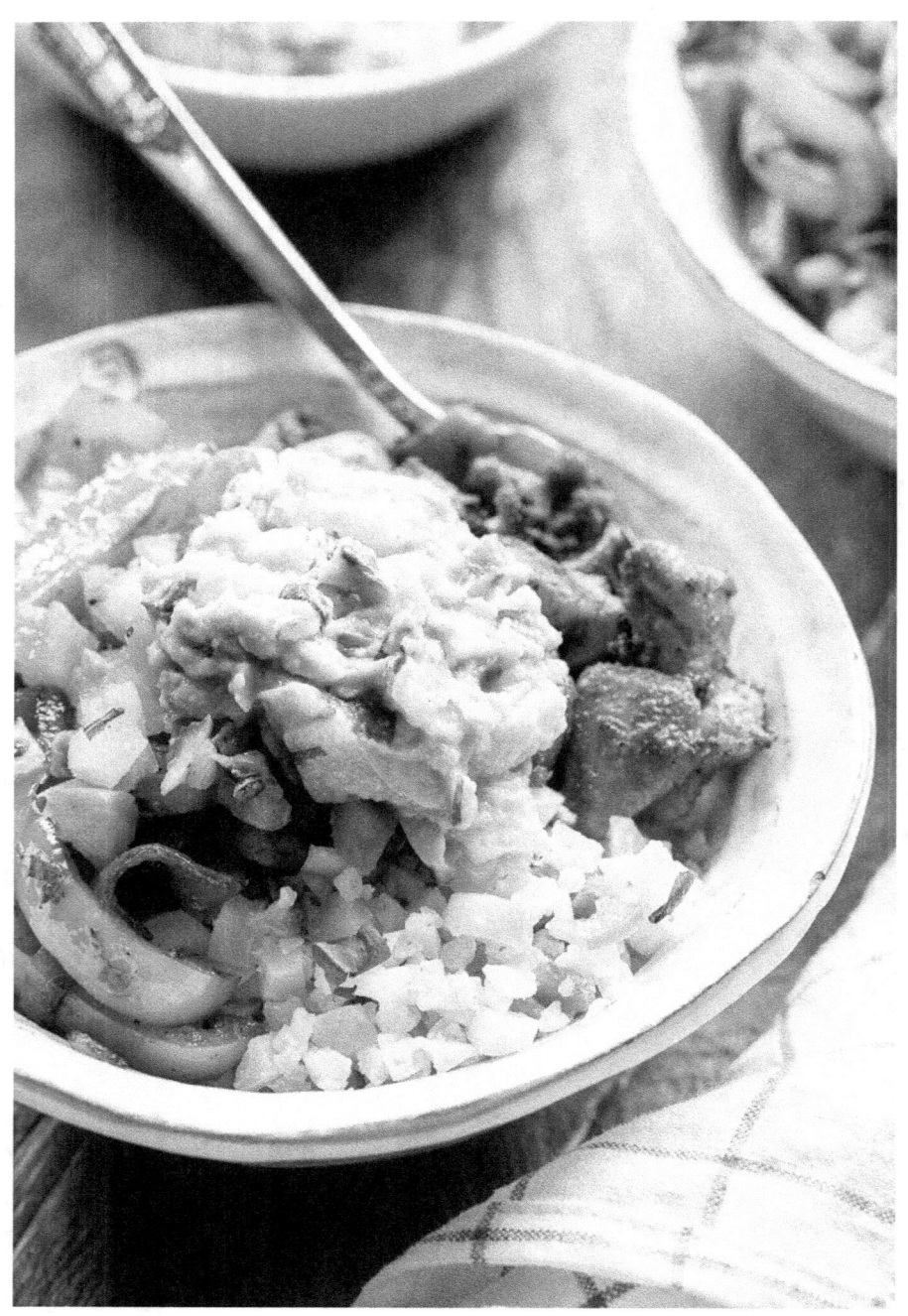

FILETES A LA PARRILLA CON TUBÉRCULOS RALLADOS

PREPARACIÓN: 20 minutos Descanso: 20 minutos Grill: 10 minutos Descanso: 5 minutos Rinde: 4 porciones

LOS FILETES DE LOMO TIENEN UNA TEXTURA MUY TIERNA, Y UNA PEQUEÑA RAYA DE GRASA EN UN LADO DEL BISTEC SE VUELVE CRUJIENTE Y AHUMADA EN LA PARRILLA. MI PENSAMIENTO SOBRE LA GRASA ANIMAL HA CAMBIADO DESDE MI PRIMER LIBRO. MANTENERSE FIEL A LOS PRINCIPIOS BÁSICOS DE PALEO DIET® Y MANTENER LAS GRASAS SATURADAS ENTRE EL 10 Y EL 15 POR CIENTO DE SUS CALORÍAS DIARIAS NO AUMENTARÁ SU RIESGO DE ENFERMEDAD CARDÍACA; DE HECHO, PUEDE SER TODO LO CONTRARIO. LA NUEVA INFORMACIÓN SUGIERE QUE AUMENTAR EL COLESTEROL LDL EN REALIDAD PUEDE REDUCIR LA INFLAMACIÓN SISTÉMICA, UN FACTOR DE RIESGO PARA LA ENFERMEDAD CARDÍACA.

- 3 cucharadas de aceite de oliva virgen extra
- 2 cucharadas de rábano picante fresco rallado
- 1 cucharadita de cáscara de naranja finamente picada
- ½ cucharadita de comino molido
- ½ cucharadita de pimienta negra
- 4 tiras de bistec (también llamado solomillo), cortadas de aproximadamente 1 cm de grosor
- 2 chirivías medianas, peladas
- 1 camote grande, pelado
- 1 nabo mediano, pelado
- 1 o 2 chalotes, finamente picados
- 2 dientes de ajo, picados

1 cucharada de tomillo fresco picado

1. En un tazón pequeño, mezcle 1 cucharada de aceite, rábano picante, ralladura de naranja, comino y ¼ de cucharadita de pimienta. Esparce la mezcla sobre los bistecs; tapa y deja reposar a temperatura ambiente durante 15 minutos.

2. Mientras tanto, para el picadillo, picar las chirivías, los boniatos y los nabos con un rallador o robot de cocina con cuchilla trituradora. Coloque las verduras picadas en un tazón grande; Agregue chalote(s). En un tazón pequeño, combine las 2 cucharadas de aceite restantes, el ¼ de cucharadita restante de pimienta, el ajo y el tomillo. rocíe sobre las verduras; revuelva para mezclar bien. Dobla una pieza de papel de aluminio resistente de 36 × 18 pulgadas por la mitad para crear el doble del grosor del papel de aluminio de 18 × 18 pulgadas. Coloca la mezcla de verduras en el centro del papel aluminio. Adjunte y pegue los bordes opuestos de la lámina con un doble pliegue. Dobla los bordes restantes para cubrir completamente las verduras y deja espacio para el vapor.

3. Para una parrilla de carbón o de gas, coloque los bistecs y los paquetes de aluminio directamente sobre la rejilla de la parrilla a fuego medio-alto. Cubra y cocine los filetes durante 10 a 12 minutos a temperatura media (145 °F) o de 12 a 15 minutos a temperatura media (160 °F). Dar la vuelta una vez a la mitad de la cocción. Ase a la parrilla durante 10 a 15 minutos o hasta que las verduras estén tiernas.

Deje reposar los filetes durante 5 minutos mientras se cocinan las verduras. Divide el picadillo de verduras en cuatro platos para servir; Cubra con bistecs.

SALTEADO ASIÁTICO CON TERNERA Y VERDURAS

PREPARACIÓN: Cocinar 30 minutos: Preparar 15 minutos: 4 porciones

FIVE SPICE POWDER ES UNA MEZCLA DE ESPECIAS SIN SALDE USO FRECUENTE EN LA COCINA CHINA. ESTA HECHO DE PARTES IGUALES DE CANELA MOLIDA, CLAVO, SEMILLAS DE HINOJO, ANIS ESTRELLADO Y GRANOS DE PIMIENTA DE SICHUAN.

- 1½ libras de lomo de res deshuesado o bistec redondo deshuesado, en rebanadas de 1 pulgada de grosor
- 1½ cucharaditas de polvo de cinco especias
- 3 cucharadas de aceite de coco refinado
- 1 cebolla roja pequeña, en rodajas finas
- 1 manojo pequeño de espárragos (alrededor de 12 onzas), recortados y cortados en trozos de 3 pulgadas
- 1½ tazas de zanahorias naranjas y/o amarillas, en juliana
- 4 dientes de ajo, picados
- 1 cucharadita de cáscara de naranja finamente picada
- ¼ taza de jugo de naranja fresco
- ¼ taza de caldo de hueso de res (ver receta) o caldo de res sin sal añadida
- ¼ taza de vinagre blanco
- ¼ a ½ cucharadita de pimiento rojo triturado
- 8 tazas de repollo Napa picado en trozos grandes
- ½ taza de almendras fileteadas sin sal o anacardos sin sal, picados en trozos grandes, tostados (vea el Consejo en la página 57)

1. Si lo desea, congele parcialmente la carne para rebanarla más fácilmente (unos 20 minutos). Cortar la carne de res en rodajas muy finas. En un tazón grande, combine la carne de res y el polvo de cinco especias. En un wok grande o una sartén muy grande, caliente 1 cucharada de aceite de coco a fuego medio-alto. Agrega la mitad de la carne; cocine y revuelva durante 3 a 5 minutos o hasta que se dore. Coloque la carne en un tazón. Repita con la carne restante y otra cucharada de aceite. Agregue la carne al tazón con la otra carne cocida.

2. Agregue la cucharada restante de aceite al mismo wok. agregue las cebollas; hervir y revolver durante 3 minutos. Agrega los espárragos y las zanahorias; cocine y revuelva durante 2 a 3 minutos o hasta que las verduras estén tiernas pero crujientes. Agrega el ajo; cocina y revuelve durante 1 minuto más.

3. Para la salsa, combine la ralladura de naranja, el jugo de naranja, el caldo de hueso de res, el vinagre y el pimiento rojo molido en un tazón pequeño. Añadir la salsa a las verduras en el wok y toda la carne con su jugo en el bol. Cocine y revuelva durante 1 a 2 minutos o hasta que se caliente por completo. Usando una cuchara ranurada, agregue las verduras de carne a un tazón grande. Tapa para mantener el calor.

4. Cocine la salsa, sin tapar, a fuego medio-alto durante 2 minutos. Agrega el repollo; cocine y revuelva durante 1 a 2 minutos o hasta que el repollo se ablande. Divida el repollo y los jugos de cocción entre cuatro

platos para servir. Vierta uniformemente sobre la mezcla de carne. Espolvorear con nueces.

FILETES DE CEDRO CON ENSALADA ASIÁTICA Y SAL

IRRIGACIÓN:1 hora Preparación: 40 minutos Grill: 13 minutos Reposar: 10 minutos Rinde: 4 porciones.

EL REPOLLO DE NAPA A VECES SE LLAMA REPOLLO CHINO.TIENE HOJAS HERMOSAS Y CREMOSAS CON PUNTAS DE COLOR AMARILLO VERDOSO BRILLANTE. TIENE UN SABOR Y UNA TEXTURA DELICADOS Y SUAVES, MUY DIFERENTES DE LAS HOJAS CEROSAS DEL REPOLLO REDONDO, Y NO ES SORPRENDENTE QUE SEA NATURAL EN LOS PLATOS ASIÁTICOS.

1 tablón grande de cedro
¼ onza de hongos shiitake secos
¼ taza de aceite de nuez
2 cucharaditas de jengibre fresco picado
2 cucharaditas de pimiento rojo triturado
1 cucharadita de pimienta de Szechuan triturada
¼ de cucharadita de cinco especias en polvo
4 dientes de ajo, picados
4 bistecs de solomillo de 4 a 5 onzas, en rodajas de ¾ a 1 pulgada de grosor
Ensalada de col asiática (ver receta, abajo)

1. Coloque la parrilla en el agua; pesar y remojar durante al menos 1 hora.

2. Mientras tanto, para la salsa asiática, vierta agua hirviendo sobre los hongos shiitake secos en un tazón pequeño. Permita 20 minutos para rehidratarse. Escurra los champiñones y póngalos en un

procesador de alimentos. Agregue aceite de nuez, jengibre, pimiento rojo triturado, pimienta de Szechuan, polvo de cinco especias y ajo. Cubra y cocine hasta que los champiñones se rompan y los ingredientes se combinen. Poner a un lado.

3. Drene la placa de la parrilla. Para una parrilla de carbón, esparce brasas medianamente calientes alrededor del perímetro de la parrilla. Coloque la tabla directamente sobre las brasas en la parrilla de cocción. Cubra y cocine a la parrilla durante 3 a 5 minutos o hasta que la tabla comience a agrietarse y humear. Coloque los filetes directamente sobre las brasas en la parrilla. Ase a la parrilla durante 3 a 4 minutos o hasta que esté tostado. Coloque los filetes en una tabla de cortar con el lado dorado hacia arriba. Coloque la tabla en el centro de la parrilla. Divida el Slather asiático entre los bistecs. Tape y cocine a la parrilla durante 10 a 12 minutos o hasta que un termómetro de lectura instantánea insertado horizontalmente en los bistecs indique 130 °F. (Para la parrilla a gas, precaliente la parrilla. Reduzca el fuego a medio-bajo. Coloque la tabla escurrida sobre la rejilla; cubra y cocine a la parrilla de 3 a 5 minutos o hasta que la tabla comience a crujir y humear. Asa los bistecs de 3 a 4 minutos o hasta que estén colocados en la parrilla. Coloque los bistecs en la tabla, con el lado dorado hacia arriba. Configure la parrilla para cocción indirecta. Coloque la tabla de bistec sobre el fuego extinguido. Unte los filetes con mantequilla. Tape y cocine a la parrilla durante 10 a 12 minutos o hasta que un termómetro de lectura

instantánea insertado horizontalmente en los bistecs registre 130 °F).

4. Retire los bistecs de la parrilla. Cubre los bistecs sin apretarlos con papel aluminio; Dejar durante 10 minutos. Cortar los filetes en rodajas de ¼ de pulgada de grosor. Sirva el bistec sobre ensalada de col asiática.

Ensalada de col asiática: En un tazón grande, corte en rodajas finas 1 col Napa mediana. 1 taza de repollo rojo finamente picado; 2 zanahorias, peladas y cortadas en juliana; 1 pimiento rojo o amarillo, sin semillas y en rodajas muy finas; 4 cebolletas, cortadas en rodajas finas; 1 a 2 chiles serranos, sin semillas y rebanados (ver gratificación); 2 cucharadas de cilantro picado; y 2 cucharadas de menta picada. Para el aderezo, combine 3 cucharadas de jugo de lima fresco, 1 cucharada de jengibre fresco rallado, 1 diente de ajo picado y ⅛ de cucharadita de polvo de cinco especias en un procesador de alimentos o licuadora. Cubra y mezcle hasta que quede suave. Con el procesador en funcionamiento, agregue gradualmente ½ taza de aceite de nuez y mezcle hasta que quede suave. Agregue 1 cebolla tierna en rodajas finas al aderezo. Espolvorear sobre la ensalada de col y mezclar.

FILETES DE TRES PUNTAS A LA PARRILLA CON PEPPERONATA DE COLIFLOR

PREPARACIÓN:Cocinar por 25 minutos: Preparar por 25 minutos: 2 porciones

PEPERONATA ES TRADICIONALMENTE UN RAGU ASADO A FUEGO LENTOPIMENTÓN CON CEBOLLA, AJO Y HIERBAS. ESTA VERSIÓN DE TOSTADO RÁPIDO, MÁS PESADA CON COLIFLOR, SIRVE COMO REFRIGERIO Y GUARNICIÓN.

- 2 filetes de tres puntas de 4 a 6 onzas, en rodajas de ¾ a 1 pulgada de grosor
- ¾ cucharadita de pimienta negra
- 2 cucharadas de aceite de oliva virgen extra
- 2 pimientos morrones rojos y/o amarillos, sin semillas y en rodajas
- 1 chalote, en rodajas finas
- 1 cucharadita de especias mediterráneas (ver receta)
- 2 tazas de floretes pequeños de coliflor
- 2 cucharadas de vinagre balsámico
- 2 cucharaditas de tomillo fresco pelado

1. Seque los filetes con toallas de papel. Espolvorea los filetes con ¼ de cucharadita de pimienta negra. Caliente 1 cucharada de aceite en una sartén grande a fuego medio-alto. Agrega los bistecs a la sartén; Reduzca el fuego a medio. Cocine los bistecs durante 6 a 9 minutos para que estén medio cocidos (145 °F), volteándolos ocasionalmente. (Si la carne se dora demasiado rápido, reduzca el fuego). Retire los

bistecs de la sartén. Cubra sin apretar con papel de aluminio para mantener el calor.

2. Para la pepperonata, agregue la cucharada restante de aceite a la sartén. Agregue el pimentón y la chalota. Espolvorear con especias mediterráneas. Cocine a fuego medio durante unos 5 minutos o hasta que los pimientos estén suaves, revolviendo ocasionalmente. Agregue la coliflor, el vinagre balsámico, el tomillo y la ½ cucharadita restante de pimienta negra. Cubra y cocine durante 10 a 15 minutos o hasta que la coliflor esté tierna, revolviendo ocasionalmente. Regrese los filetes a la sartén. Vierta pepperonata sobre los bistecs. Servir inmediatamente.

FLAT STEAK AU POIVRE CON SALSA DE CHAMPIÑONES DIJON

PREPARACION: Cocinar 15 minutos: Hacer 20 minutos: 4 porciones

ESTE BISTEC FRANCES CON SALSA DE CHAMPIÑONESPUEDE ESTAR EN LA MESA EN POCO MAS DE 30 MINUTOS, LO QUE LO CONVIERTE EN UNA EXCELENTE OPCION PARA UNA CENA RAPIDA ENTRE SEMANA.

FILETES
- 3 cucharadas de aceite de oliva virgen extra
- 1 libra de espárragos pequeños, recortados
- 4 filetes de hierro de 6 onzas (sin hueso);
- 2 cucharadas de romero fresco picado
- 1½ cucharaditas de pimienta negra molida

SALSA
- 8 onzas de champiñones frescos en rodajas
- 2 dientes de ajo, picados
- ½ taza de caldo de hueso de res (ver receta)
- ¼ taza de vino blanco seco
- 1 cucharada de mostaza Dijon (ver receta)

1. Caliente 1 cucharada de aceite en una sartén grande a fuego medio-alto. Agrega los espárragos; Cocine durante 8 a 10 minutos o hasta que estén crujientes, volteando las puntas de vez en cuando para evitar que se quemen. coloque los espárragos en un plato; Cubrir con papel de aluminio para mantener el calor.

2. Espolvorea los filetes con romero y pimienta; frotar con los dedos. En la misma sartén, calienta las 2 cucharadas restantes de aceite a fuego medio-alto. Agrega los bistecs; Reduzca el fuego a medio. Cocine a fuego medio (145°F) de 8 a 12 minutos, volteando la carne de vez en cuando. (Si la carne se dora demasiado rápido, reduzca el fuego). Retire la carne de la sartén y reserve la grasa. Cubra los bistecs ligeramente con papel aluminio para mantenerlos calientes.

3. Para la salsa, agregue los champiñones y el ajo a la sartén. cocine hasta que estén tiernos, revolviendo ocasionalmente. Agregue el caldo, el vino y la mostaza Dijon. Cocine a fuego medio-alto, raspando los trozos dorados del fondo de la sartén. hervir; Deja que se cocine por 1 minuto más.

4. Divide los espárragos en cuatro platos. tapa de bistec; Vierta la salsa sobre los filetes.

*Nota: Si no puede encontrar bistecs planos de 6 onzas, compre dos bistecs de 8 a 12 onzas y córtelos por la mitad para hacer cuatro bistecs.

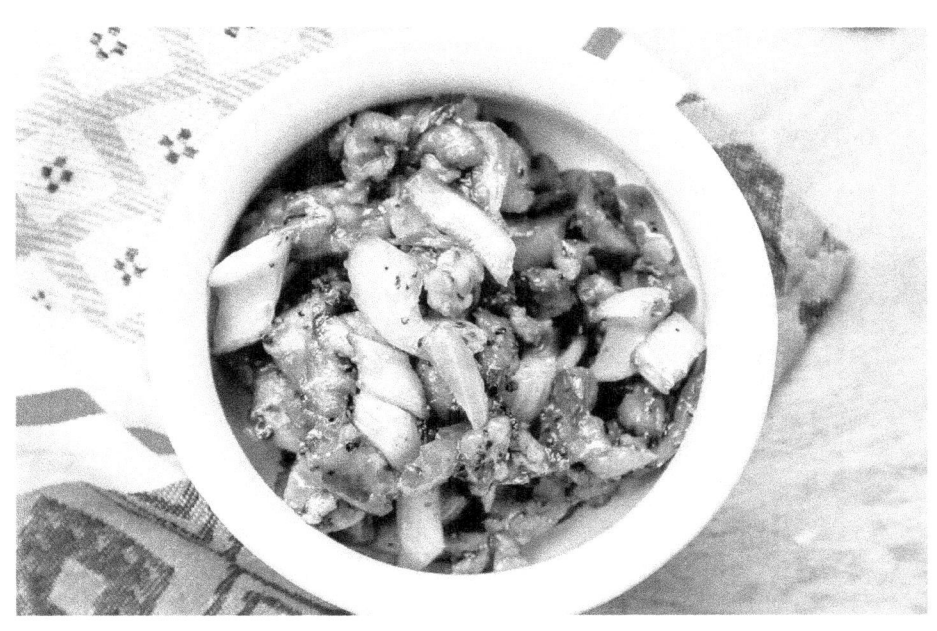

FILETES DE LOSA A LA PARRILLA CON CEBOLLAS CARAMELIZADAS Y SALSA

PREPARACIÓN:Marinar 30 minutos: Hornear 2 horas: Enfriar 20 minutos: Asar 20 minutos: Preparar 45 minutos: Sirve 4

EL FILETE DE HIERRO PLANO ES RELATIVAMENTE NUEVOEL CORTE SOLO SE DESARROLLÓ HACE UNOS AÑOS. CORTADO DE LA PARTE DELICIOSA DEL EMPEINE CERCA DEL OMÓPLATO, ES SORPRENDENTEMENTE TIERNO Y SABE MUCHO MÁS CARO DE LO QUE ES, LO QUE PROBABLEMENTE SEA RESPONSABLE DE SU RÁPIDO AUMENTO EN POPULARIDAD.

FILETES
- ⅓ taza de jugo de limón fresco
- ¼ taza de aceite de oliva virgen extra
- ¼ taza de cilantro picado grueso
- 5 dientes de ajo, picados
- 4 filetes de hierro plano de 6 onzas (sin hueso)

ENSALADA DE SALSA
- 1 (inglés) pepino sin semillas (pelado si lo desea), cortado en cubitos
- 1 taza de tomates uva en cuartos
- ½ taza de cebolla morada rebanada
- ½ taza de cilantro picado grueso
- 1 chile poblano, sin semillas y cortado en cubitos (ver gratificación)
- 1 jalapeño, sin semillas y rebanado (ver gratificación)

3 cucharadas de jugo de limón fresco

2 cucharadas de aceite de oliva virgen extra

CEBOLLAS CARAMELIZADAS

2 cucharadas de aceite de oliva virgen extra

2 cebollas dulces grandes (como Maui, Vidalia, Texas Sweet o Walla Walla)

½ cucharadita de chiles chipotles molidos

1. Coloque los filetes, uno a la vez, en una bolsa de plástico con cierre en un plato poco profundo. Poner a un lado. En un tazón pequeño, mezcle el jugo de limón, el aceite, el cilantro y el ajo. Vierta sobre los filetes en la bolsa. bolsa de sellado; agite para aplicar. Marinar en el refrigerador por 2 horas.

2. Para la ensalada, combine los pepinos, los tomates, la cebolla, el cilantro, el chile poblano y el jalapeño en un tazón grande. Lanza un partido. En un tazón pequeño, mezcle el jugo de limón y el aceite de oliva para hacer el aderezo. aderezo sobre verduras; ponte el abrigo. Cubrir y refrigerar hasta servir.

3. Para las cebollas, precaliente el horno a 400°F. Cepille el interior de un horno holandés con un poco de aceite de oliva. Poner a un lado. Corta la cebolla por la mitad a lo largo, quítale la piel y córtala transversalmente en rodajas de ¼ de pulgada. En un horno holandés, mezcle el resto del aceite de oliva, la cebolla y el chile. Tape y hornee por 20 minutos. Destapar y dejar enfriar durante unos 20 minutos.

4. Coloque las cebollas enfriadas en una bolsa para asar de aluminio o envuélvalas en papel de aluminio de

doble grosor. Perfore la parte superior de la lámina en varios lugares con un pincho.

5. Para una parrilla de carbón, esparza brasas medianamente calientes alrededor del perímetro de la parrilla. Compruebe la temperatura media por encima del centro de la parrilla. Coloque el paquete en el medio de la rejilla de la parrilla. Cubra y cocine a la parrilla durante aproximadamente 45 minutos o hasta que las cebollas estén suaves y de color ámbar. (Para la parrilla de gas, precaliente la parrilla. Reduzca el fuego a medio-bajo. Ajuste para cocción indirecta. Coloque el paquete sobre el quemador apagado. Tape y cocine según las instrucciones).

6. Retire los filetes de la marinada; Deseche la marinada. Para una parrilla de carbón o de gas, coloque los bistecs directamente sobre la rejilla de la parrilla a fuego medio-alto. Cubra y cocine a la parrilla de 8 a 10 minutos o hasta que un termómetro de lectura instantánea insertado horizontalmente en los bistecs indique 135 °F y gire una vez. Coloque los filetes en un plato, cubra con papel aluminio y deje reposar durante 10 minutos.

7. Para servir, divida la ensalada de salsa en cuatro platos para servir. Coloque un bistec en cada plato y cubra con un montón de cebollas caramelizadas. Servir inmediatamente.

Instrucciones de preparación: La ensalada Salsa se puede preparar y refrigerar hasta 4 horas antes de servir.

COSTILLAS A LA PARRILLA CON CEBOLLAS DE HIERBAS Y MANTEQUILLA DE AJO

PREPARACION:Cocinar 10 minutos: Enfriar 12 minutos: Asar 30 minutos: Preparar 11 minutos: 4 porciones

EL CALOR DE LOS FILETES A LA PARRILLA DERRITEMONTONES DE CEBOLLAS CARAMELIZADAS, AJO Y HIERBAS SUSPENDIDAS EN UNA DELICIOSA MEZCLA DE COCO Y ACEITE DE OLIVA.

- 2 cucharadas de aceite de coco sin refinar
- 1 cebolla pequeña, cortada por la mitad y cortada en tiras muy finas (alrededor de ¾ de taza)
- 1 diente de ajo, en rodajas muy finas
- 2 cucharadas de aceite de oliva virgen extra
- 1 cucharada de perejil fresco picado
- 2 cucharaditas de tomillo, romero y/u orégano frescos picados
- 4 filetes de costilla de res de 8 a 10 onzas, en rodajas de 1 pulgada de grosor
- ½ cucharadita de pimienta negra recién molida

1. Derrita el aceite de coco en una cacerola mediana a fuego lento. agregue las cebollas; Cocine durante 10 a 15 minutos o hasta que esté ligeramente dorado, revolviendo ocasionalmente. Agrega el ajo; Cocine por otros 2 a 3 minutos, revolviendo ocasionalmente, o hasta que las cebollas estén doradas.

2. Coloque la mezcla de cebolla en un tazón pequeño. Agregue el aceite de oliva, el perejil y el tomillo.

Enfríe, sin tapar, en el refrigerador durante 30 minutos o hasta que la mezcla esté lo suficientemente firme como para formar un montículo cuando se saque, revolviendo ocasionalmente.

3. Mientras tanto, espolvorea los filetes con pimienta. Para una parrilla de carbón o de gas, coloque los bistecs directamente sobre la rejilla de la parrilla a fuego medio-alto. Tape y cocine a la parrilla durante 11 a 15 minutos a temperatura media (145 °F) o de 14 a 18 minutos a temperatura media (160 °F). Dar la vuelta una vez a la mitad de la cocción.

4. Para servir, coloque cada bistec en un plato para servir. Extienda inmediatamente la mezcla de cebolla de manera uniforme sobre los bistecs.

ENSALADA DE CHULETÓN CON REMOLACHA A LA PARRILLA

PREPARACIÓN:20 minutos Grill: 55 minutos en reposo: 5 minutos Preparación: 4 porciones

EL SABOR TERROSO DE LA REMOLACHA ES UNA BUENA COMBINACIÓN.CON LA DULZURA DE LAS NARANJAS, Y LAS NUECES TOSTADAS AGREGAN UN TOQUE CRUJIENTE A ESTA ENSALADA PRINCIPAL, PERFECTA PARA CENAR AL AIRE LIBRE EN UNA CÁLIDA NOCHE DE VERANO.

- 1 libra de remolachas doradas y/o medianas, peladas, recortadas y cortadas en gajos
- 1 cebolla pequeña, cortada en aros finos
- 2 ramitas de tomillo fresco
- 1 cucharada de aceite de oliva virgen extra
- Pimienta negra molida
- 2 bistecs rib-eye deshuesados de 8 onzas, cortados en rodajas de ¾ de pulgada de grosor
- 2 dientes de ajo, partidos por la mitad
- 2 cucharadas de especias mediterráneas (ver_receta_)
- 6 tazas de verduras mixtas
- 2 naranjas, peladas, en rodajas y picadas en trozos grandes
- ½ taza de pecanas picadas, tostadas (ver_gratificación_)
- ½ taza de vinagreta de cítricos brillante (ver_receta_)

1. Coloque las remolachas, las cebollas y las ramitas de tomillo en una fuente para hornear forrada con papel de aluminio. Rocíe con aceite y mezcle; espolvorear

ligeramente con pimienta negra molida. Para una parrilla de carbón o de gas, coloque la sartén en el medio de la rejilla. Tape y cocine a la parrilla durante 55 a 60 minutos o hasta que estén tiernos al pincharlos con un cuchillo, revolviendo ocasionalmente.

2. Mientras tanto, frota los filetes por ambos lados con tallos de ajo picados. Espolvorear con especias mediterráneas.

3. Retire las remolachas del centro de la parrilla para hacer espacio para los bistecs. Agregue los filetes directamente a la parrilla a fuego medio. Tape y cocine a la parrilla durante 11 a 15 minutos a temperatura media (145 °F) o de 14 a 18 minutos a temperatura media (160 °F). Dar la vuelta una vez a la mitad de la cocción. Retire el papel aluminio y los bistecs de la parrilla. Deje reposar los filetes durante 5 minutos. Retire las ramitas de tomillo de la sartén.

4. Corte el bistec en diagonal en trozos del tamaño de un bocado. Divide las verduras en cuatro platos para servir. Cubra con bistec en rodajas, remolacha, rodajas de cebolla, naranjas picadas y nueces. Rocíe con la vinagreta de cítricos brillantes.

COSTILLAS AL ESTILO COREANO CON COL DE JENGIBRE SALTEADA

PREPARACIÓN:Cocinar 50 minutos: Hornear 25 minutos: Enfriar 10 horas: Durante la noche: 4 porciones

ASEGÚRESE DE QUE SU HORNO HOLANDÉS ESTÉ CUBIERTOAJUSTA MUY BIEN PARA QUE EL LÍQUIDO DE COCCIÓN NO SE EVAPORE A TRAVÉS DEL ESPACIO ENTRE LA TAPA Y LA OLLA DURANTE UNA COCCIÓN MUY LARGA.

- 1 onza de hongos shiitake secos
- 1½ tazas de cebolletas picadas
- 1 pera asiática, pelada, sin corazón y en rodajas
- 1 trozo de jengibre fresco de 3 pulgadas, pelado y rebanado
- 1 chile serrano, finamente picado (sin semillas si se desea) (vergratificación)
- 5 dientes de ajo
- 1 cucharada de aceite de coco refinado
- 5 libras de costillas con hueso y con hueso
- Pimienta negra recién molida
- 4 tazas de caldo de hueso de res (verreceta) o caldo de res sin sal añadida
- 2 tazas de hongos shiitake frescos rebanados
- 1 cucharada de cáscara de naranja finamente picada
- ⅓ taza de jugo fresco
- Repollo guisado con jengibre (verreceta, abajo)
- Cáscara de naranja finamente rallada (opcional)

1. Precaliente el horno a 325°F. Coloque los hongos shiitake secos en un tazón pequeño; agregue suficiente agua hirviendo para cubrir. Deje reposar durante 30 minutos o hasta que esté rehidratado y suave. Escurrir y guardar el líquido de remojo. Picar finamente los champiñones. Coloque los champiñones en un tazón pequeño; cubra y refrigere hasta que se necesite en el paso 4. Ponga los champiñones y el líquido a un lado.

2. Para la salsa, combine la cebolleta, la pera asiática, el jengibre, el serrano, el ajo y el líquido de remojo de champiñones reservado en un procesador de alimentos. Cubra y mezcle hasta que quede suave. Deja la salsa a un lado.

3. En un horno de 6 cuartos, caliente el aceite de coco a fuego medio-alto. Espolvorea las costillas con pimienta negra recién molida. Cocine las costillas en tandas en el aceite de coco caliente durante unos 10 minutos o hasta que estén bien doradas por todos lados, volteándolas a la mitad de la cocción. Regrese todas las costillas a la olla. Vierta la salsa y el caldo de hueso de res. Cubra el horno holandés con una tapa que cierre bien. Asar durante unas 10 horas o hasta que la carne esté muy tierna y empiece a desprenderse del hueso.

4. Retire con cuidado las costillas de la salsa. Coloque las costillas y la salsa en tazones separados. Cubra y refrigere durante la noche. Retire la salsa fría y quite la grasa de la superficie. Llevar la salsa a ebullición a

fuego alto. Añade los champiñones hidratados del paso 1 y los champiñones frescos. Cocine a fuego lento durante 10 minutos para reducir la salsa e intensificar los sabores. Devuelva las costillas a la salsa; cocine a fuego lento hasta que se caliente por completo. Agregue 1 cucharada de cáscara de naranja y jugo de naranja. Servir con collares de jengibre frito. Si lo desea, espolvoree con cáscara de naranja adicional.

Repollo con jengibre estofado: Caliente 1 cucharada de aceite de coco refinado en una sartén grande a fuego medio-alto. Agrega 2 cucharadas de jengibre fresco picado; 2 dientes de ajo picados; y pimiento rojo triturado al gusto. Cocine y revuelva hasta que esté fragante, unos 30 segundos. Agregue 6 tazas de napa picada, col rizada o col rizada y 1 pera asiática pelada y en rodajas finas. Mientras revuelve, cocine por 3 minutos hasta que el repollo se ablande un poco y la pera se ablande. Agregue ½ taza de jugo de manzana sin azúcar. Cubra y cocine hasta que el repollo esté tierno, aproximadamente 2 minutos. Agregue ½ taza de cebolletas picadas y 1 cucharada de semillas de sésamo.

COSTILLAS DE TERNERA CON GREMOLATA DE HINOJO CÍTRICO

PREPARACIÓN: 40 minutos asado a la parrilla: 8 minutos cocción lenta: 9 horas (bajo) o 4,5 horas (alto) rendimiento: 4 porciones

GREMOLATA ES UN BREBAJE DELICIOSODE PEREJIL, AJO Y RALLADURA DE LIMÓN ESPOLVOREADO SOBRE OSSO BUCCO, UN PLATO ITALIANO CLÁSICO DE PIERNA DE TERNERA ESTOFADA, PARA REALZAR SU RICO Y SUAVE SABOR. CON LA ADICION DE RALLADURA DE NARANJA Y HOJAS FRESCAS DE HINOJO, ES LO MISMO PARA ESTAS TIERNAS COSTILLAS DE RES.

COSTILLAS
- 2½ a 3 libras con hueso y costillas con hueso
- 3 cucharadas de especias de limón (ver receta)
- 1 bulbo de hinojo mediano
- 1 cebolla grande, cortada en trozos grandes
- 2 tazas de caldo de hueso de res (ver receta) o caldo de res sin sal añadida
- 2 dientes de ajo, partidos por la mitad

CALABAZA HORNEADA
- 3 cucharadas de aceite de oliva virgen extra
- 1 libra de calabaza moscada, pelada, sin semillas y cortada en trozos de ½ pulgada (alrededor de 2 tazas)
- 4 cucharaditas de tomillo fresco pelado

Aceite de oliva virgen extra

GREMOLATA

¼ taza de perejil fresco picado

2 cucharadas de ajo picado

1½ cucharaditas de ralladura de limón finamente rallada

1½ cucharaditas de cáscara de naranja finamente rallada

1. Espolvorea las costillas cortas con especias de hierbas de limón; Frote suavemente la carne con los dedos. Poner a un lado. Retire las hojas de hinojo; deshazte de la gremolata por el hinojo cítrico. Recorte y corte en cuartos la cebolla de hinojo.

2. Para una parrilla de carbón, extienda las brasas medianamente calientes a un lado de la parrilla. Verifique que esté a fuego medio en el lado de la parrilla que no es de carbón. Coloque las costillas cortas en la parrilla de cocción del lado que no es para el carbón; Coloque los cuartos de hinojo y las rodajas de cebolla directamente sobre las brasas de la parrilla. Cubra y cocine a la parrilla durante 8 a 10 minutos o hasta que las verduras y las costillas estén doradas. Dar la vuelta una vez a la mitad de la cocción. (Para la parrilla de gas, precaliente la parrilla, reduzca el fuego a medio. Ajuste para cocción indirecta. Coloque las costillas en la parrilla sobre el quemador apagado. Coloque el hinojo y la cebolla en la parrilla sobre el quemador encendido. Cubra y cocine a la parrilla como se indica). Si está lo suficientemente frío, pique finamente el hinojo. y cebolla

3. En una olla de caldo de 5 a 6 cuartos, combine el hinojo y la cebolla picados, el caldo de hueso de res y el ajo. agregar costillas. Tape y cocine a fuego lento durante 9 a 10 horas o a fuego alto durante 4½ a 5 horas. Usando una cuchara ranurada, transfiera las costillas a un plato. Cubrir con papel de aluminio para mantener el calor.

4. Mientras tanto, para la calabaza, caliente 3 cucharadas de aceite en una sartén grande a fuego medio-alto. Agregue la calabaza y 3 cucharaditas de tomillo y revuelva para cubrir la calabaza. Coloque la calabaza en una sola capa en la sartén y cocine sin revolver durante unos 3 minutos o hasta que se dore por debajo. Voltee los pedazos de calabaza; cocina por unos 3 minutos más o hasta que los otros lados estén dorados. reduzca el fuego a bajo; cubra y cocine durante 10 a 15 minutos o hasta que estén tiernos. Espolvorea con 1 cucharadita de tomillo fresco. Rocíe con aceite de oliva virgen extra.

5. Picar finamente suficientes hojas de hinojo reservadas para la gremolata para hacer ¼ de taza. En un tazón pequeño, mezcle las hojas de hinojo picadas, el perejil, el ajo, el limón y la ralladura de naranja.

6. Espolvorea la gremolata sobre las costillas. Servir con calabaza.

EMPANADAS DE TERNERA AL ESTILO SUECO CON ENSALADA DE ENELDO Y PEPINO Y MOSTAZA

PREPARACIÓN: Cocinar 30 minutos: Preparar 15 minutos: 4 porciones

BEEF À LA LINDSTROM ES UNA HAMBURGUESA SUECA SE CUBRE TRADICIONALMENTE CON CEBOLLAS, ALCAPARRAS Y NABOS EN ESCABECHE, SE SIRVE CON SALSA Y SIN PAN. ESTA VERSIÓN CON INFUSIÓN DE PIMIENTO REEMPLAZA LAS REMOLACHAS Y ALCAPARRAS EN ESCABECHE SALADAS CON REMOLACHAS ASADAS Y LO CUBRE CON UN HUEVO FRITO.

ENSALADA DE PEPINO
- 2 cucharaditas de jugo de naranja fresco
- 2 cucharaditas de vinagre de vino blanco
- 1 cucharadita de mostaza Dijon (ver receta)
- 1 cucharada de aceite de oliva virgen extra
- 1 pepino grande (inglés) sin semillas, pelado y rebanado
- 2 cucharadas de cebollas tiernas rebanadas
- 1 cucharada de eneldo fresco picado

EMPANADAS DE CARNE
- 1 libra de carne molida
- ¼ taza de cebolla finamente picada
- 1 cucharada de mostaza Dijon (ver receta)
- ¾ cucharadita de pimienta negra
- ½ cucharadita de pimienta de Jamaica molida
- ½ nabos pequeños, asados, pelados y picados finamente *

2 cucharadas de aceite de oliva virgen extra

½ taza de caldo de hueso de res (ver<u>receta</u>) o caldo de res sin sal añadida

4 huevos grandes

1 cucharada de cebollín finamente picado

1. Para la ensalada de pepino, mezcle el jugo de naranja, el vinagre y la mostaza Dijon en un tazón grande. Agregue lentamente el aceite de oliva en un chorro fino y mezcle hasta que el aderezo espese un poco. Agregue los pepinos, las cebollas verdes y el eneldo; mezcle hasta que se combinen. Cubrir y refrigerar hasta servir.

2. Para las hamburguesas de carne, combine la carne molida, la cebolla, la mostaza Dijon, la pimienta y la pimienta de Jamaica en un tazón grande. Agregue las remolachas asadas y mezcle suavemente para mezclar uniformemente con la carne. Forme la mezcla en cuatro hamburguesas de ½ pulgada de grosor.

3. Caliente 1 cucharada de aceite de oliva en una sartén grande a fuego medio-alto. Freír las albóndigas (160°) durante unos 8 minutos o hasta que estén doradas y tostadas por fuera, volteándolas una vez. Coloque las albóndigas en un plato y cúbralas ligeramente con papel aluminio para mantenerlas calientes. Agregue el caldo de hueso de res y revuelva para raspar los trozos dorados del fondo de la sartén. Cocine por unos 4 minutos o hasta que se reduzca a la mitad. Rocíe las hamburguesas con la cantidad reducida de jugo y cúbralas nuevamente sin apretar.

4. Enjuague la sartén y límpiela con una toalla de papel. Caliente la cucharada restante de aceite de oliva a fuego medio-alto. Freír los huevos en aceite caliente durante 3 a 4 minutos, o hasta que las claras estén cocidas y las yemas permanezcan blandas y líquidas.

5. Coloque un huevo encima de cada hamburguesa de carne. Espolvorea con cebollino y sirve con ensalada de pepino.

*Consejo: si quieres asar remolachas, lávalas bien y colócalas sobre un trozo de papel de aluminio. Rocíe con un poco de aceite de oliva. Envolver en papel aluminio y cerrar herméticamente. Hornee en un horno a 375 ° F durante unos 30 minutos o hasta que las remolachas se puedan perforar fácilmente con un tenedor. Deja enfriar; Retire la piel. (La rosa se puede hornear con no más de 3 días de anticipación. Envuelva bien las remolachas asadas peladas y refrigere).

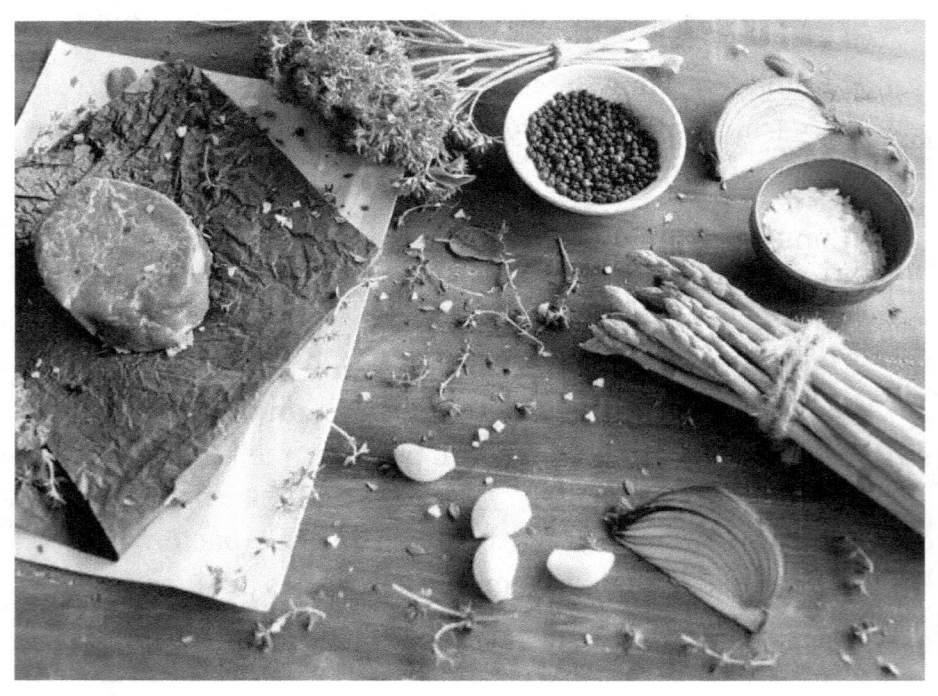

HAMBURGUESAS DE TERNERA ESTOFADA SOBRE RÚCULA CON TUBÉRCULOS ASADOS

PREPARACIÓN: Cocinar por 40 minutos: Freír por 35 minutos: Preparar por 20 minutos: 4 porciones

HAY MUCHOS ELEMENTOSEN CUANTO A ESTAS SUSTANCIOSAS HAMBURGUESAS, Y SE TARDA UN POCO EN PREPARARLAS, LA INCREÍBLE COMBINACIÓN DE SABORES HACE QUE VALGA LA PENA EL ESFUERZO: LA CARNOSA HAMBURGUESA ESTÁ CUBIERTA CON CEBOLLA CARAMELIZADA Y SALSA DE CHAMPIÑONES Y SE SIRVE CON VERDURAS DULCES ASADAS Y RÚCULA PICANTE.

- 5 cucharadas de aceite de oliva virgen extra
- 2 tazas de champiñones frescos en rodajas, cremini y/o shiitake
- 3 cebollas amarillas, en rodajas finas *
- 2 cucharaditas de comino
- 3 zanahorias, peladas y cortadas en trozos de 1 pulgada
- 2 chirivías, peladas y cortadas en trozos de 1 pulgada
- 1 calabaza bellota, cortada por la mitad, sin semillas y cortada en gajos
- Pimienta negra recién molida
- 2 libras de carne molida
- ½ taza de cebolla finamente picada
- 1 cucharada de mezcla de condimentos sin sal para todo uso
- 2 tazas de caldo de hueso de res (ver receta) o caldo de res sin sal añadida

¼ taza de jugo de manzana sin azúcar

1 a 2 cucharadas de vinagre seco de jerez o de vino blanco

1 cucharada de mostaza Dijon (ver<u>receta</u>)

1 cucharada de hojas de tomillo fresco picado

1 cucharada de hojas de perejil fresco picado

8 tazas de hojas de rúcula

1. Precaliente el horno a 425°F. Para la salsa, caliente 1 cucharada de aceite de oliva en una sartén grande a fuego medio-alto. agrega los champiñones; cocine y revuelva durante aproximadamente 8 minutos o hasta que esté bien dorado y tierno. Usando una cuchara ranurada, transfiera los champiñones a un plato. Vuelva a colocar la sartén en el quemador. Reduzca el fuego a medio. Agregue la cucharada restante de aceite de oliva, la cebolla picada y las semillas de comino. Cubra y cocine durante 20 a 25 minutos o hasta que las cebollas estén muy suaves y bien doradas, revolviendo ocasionalmente. (Ajuste el calor según sea necesario para evitar que las cebollas se quemen).

2. Para los tubérculos asados, coloque las zanahorias, las chirivías y la calabaza en una bandeja para hornear grande. Rocíe con 2 cucharadas de aceite de oliva y espolvoree con pimienta si lo desea. revuelva para cubrir las verduras. Hornee durante 20 a 25 minutos o hasta que estén blandas y comiencen a dorarse, volteándolas una vez a la mitad de la cocción. Mantenga las verduras calientes hasta que esté listo para servir.

3. Para las hamburguesas, combine la carne molida, la cebolla finamente picada y la mezcla de especias en un tazón grande. Divida la mezcla de carne en cuatro porciones iguales y forme hamburguesas de aproximadamente 1/2 pulgada de grosor. En una sartén muy grande, caliente la cucharada restante de aceite de oliva a fuego medio-alto. Agrega las hamburguesas a la sartén; cocine por unos 8 minutos o hasta que se dore por ambos lados, volteando una vez. Coloca las hamburguesas en un plato.

4. Agregue las cebollas caramelizadas, los champiñones reservados, el caldo de hueso de res, el jugo de manzana, el jerez y la mostaza estilo dijon a la sartén y revuelva. Regrese las hamburguesas a la sartén. vamos a hervir. Cocine hasta que las hamburguesas estén completamente cocidas (160°F), alrededor de 7 a 8 minutos. Agregue el tomillo fresco, el perejil y la pimienta al gusto.

5. Para servir, coloque 2 tazas de rúcula en cada uno de los cuatro platos para servir. Divida las verduras asadas entre las ensaladas y vierta sobre las empanadas. Extienda la mezcla de cebolla generosamente sobre las hamburguesas.

*Consejo: una cortadora de mandolina es de gran ayuda para cortar cebollas en rodajas finas.

HAMBURGUESAS DE TERNERA A LA PLANCHA CON TOMATES EN COSTRA DE SESAMO

PREPARACION:30 minutos reposar: 20 minutos grill: 10 minutos Rinde: 4 porciones

RODAJAS DE TOMATE DORADO Y CRUJIENTE CON COSTRA DE SESAMOPUEDES OPTAR POR UN BOLLO DE SESAMO TRADICIONAL EN ESTAS HAMBURGUESAS AHUMADAS. SERVIR CON CUCHILLO Y TENEDOR.

- Rodajas de tomate rojo o verde de 4 ½ pulgadas de grosor*
- 1¼ libras de carne molida magra
- 1 cucharada de especia ahumada (ver<u>receta</u>)
- 1 huevo grande
- ¾ taza de harina de almendras
- ¼ taza de semillas de sésamo
- ¼ cucharadita de pimienta negra
- 1 cebolla roja pequeña, cortada por la mitad y en rodajas
- 1 cucharada de aceite de oliva virgen extra
- ¼ taza de aceite de coco refinado
- 1 cabeza pequeña de lechuga Bibb
- Ketchup paleo (ver<u>receta</u>)
- mostaza Dijon (ver<u>receta</u>)

1. Coloque las rodajas de tomate sobre una doble capa de toallas de papel. Cubre los tomates con otra capa doble de toallas de papel. Presiona las toallas de papel ligeramente para adherirlas a los tomates. Deje

reposar a temperatura ambiente durante 20 a 30 minutos para absorber parte del jugo de tomate.

2. Mezcle la carne molida y las especias ahumadas en un tazón grande. Forme cuatro hamburguesas de media pulgada de grosor.

3. Bate ligeramente el huevo en un recipiente poco profundo con un tenedor. En otro tazón poco profundo, mezcle la harina de almendras, las semillas de sésamo y la pimienta. Sumerja cada rodaja de tomate en el huevo y gire para cubrir. Escurrir el exceso de huevo. Sumerja cada rodaja de tomate en la mezcla de harina de almendras y gire para cubrir. Coloca los tomates rebozados en un plato llano; Poner a un lado. Mezcla las rodajas de cebolla con aceite de oliva; Coloque las rodajas de cebolla en la cesta de la parrilla.

4. Para una parrilla de carbón o gas, coloque las cebollas en la canasta y coloque las hamburguesas de carne en la rejilla de la parrilla a fuego medio-alto. Cubra y cocine a la parrilla durante 10 a 12 minutos o las cebollas estén doradas y ligeramente carbonizadas y las hamburguesas estén listas (160°), revolviendo las cebollas ocasionalmente y volteando las hamburguesas una vez.

5. Mientras tanto, caliente el aceite en una sartén grande a fuego medio-alto. Agrega rodajas de tomate; Cocine durante 8 a 10 minutos o hasta que estén doradas, volteándolas una vez. (Si los tomates se están dorando demasiado rápido, reduzca el fuego a medio-

bajo. Agregue aceite adicional si es necesario). Escúrralos en un plato forrado con toallas de papel.

6. Para servir, divida la ensalada en cuatro platos para servir. Cubra con hamburguesas, cebollas, ketchup paleo, mostaza Dijon y tomates con costra de sésamo.

*Nota: Probablemente necesitarás 2 tomates grandes. Si usa tomates rojos, elija tomates que estén recién maduros pero aún ligeramente firmes.

HAMBURGUESA EN UN PALITO CON DIP DE BABA GHANOUSH

IRRIGACIÓN:15 minutos preparación: 20 minutos Parrilla: 35 minutos Rinde: 4 porciones

BABA GHANOUSH ES UNA DISTRIBUCIÓN DE ORIENTE MEDIOELABORADO A BASE DE PURÉ DE BERENJENA ASADA AHUMADA CON ACEITE DE OLIVA, LIMÓN, AJO Y TAHINI, PASTA DE SEMILLAS DE SÉSAMO MOLIDAS. LAS CHISPAS DE SÉSAMO ESTÁN BIEN, PERO CUANDO SE CONVIERTEN EN ACEITE O PASTA, SE CONVIERTEN EN UNA FUENTE CONCENTRADA DE ÁCIDO LINOLEICO, QUE PUEDE CONTRIBUIR A LA INFLAMACIÓN. LA MANTEQUILLA DE PIÑONES QUE SE USA AQUI ES UN BUEN SUSTITUTO.

- 4 tomates secos
- 1½ libras de carne molida magra
- 3 a 4 cucharadas de cebolla finamente picada
- 1 cucharada de orégano fresco finamente picado y/o menta fresca finamente picada o ½ cucharadita de orégano seco, rallado
- ¼ de cucharadita de pimienta de cayena
- Dip de Baba Ghanoush (ver)receta, abajo)

1. Remoje ocho brochetas de madera de 10 pulgadas en agua durante 30 minutos. Vierta agua hirviendo sobre los tomates en un tazón pequeño; Permita 5 minutos para rehidratarse. Escurra los tomates y séquelos con toallas de papel.

2. En un tazón grande, combine los tomates picados, la carne molida, la cebolla, el orégano y la pimienta de cayena. Divide la mezcla de carne en ocho porciones; Enrolle cada parte en una bola. Retire las brochetas del agua. seco. Haz rodar una bola en una brocheta y dale forma de óvalo largo alrededor de la brocheta. Comience justo debajo de la punta puntiaguda, dejando suficiente espacio en el otro extremo para sostener la varilla. Repita con los pinchos y las bolas restantes.

3. Para una parrilla de carbón o de gas, coloque las brochetas de carne directamente sobre la rejilla de cocción a fuego medio-alto. Cubra y cocine a la parrilla durante aproximadamente 6 minutos o hasta que esté listo (160 ° F). Sirva con salsa de baba ghanoush.

Salsa Baba Ghanoush: Perfore 2 berenjenas medianas en varios lugares con un tenedor. Para una parrilla de carbón o gas, coloque la berenjena directamente sobre la rejilla de la parrilla a fuego medio-alto. Tape y cocine a la parrilla durante 10 minutos o hasta que se dore por todos lados. Dar la vuelta varias veces durante el horneado. Retire las berenjenas y envuélvalas con cuidado en papel aluminio. Vuelva a colocar la berenjena envuelta en la parrilla de cocción, pero no directamente sobre las brasas. Cubra y cocine a la parrilla durante 25 a 35 minutos adicionales o hasta que colapsen y estén muy suaves. Fresco. Cortar las berenjenas por la mitad y raspar la carne; Coloque la carne en un procesador de alimentos. Agregue ¼ de taza de mantequilla de piñones (ver receta); ¼ taza de jugo de limón fresco; 2 dientes de ajo picados; 1 cucharada de aceite de oliva virgen extra; 2 a 3 cucharadas de perejil fresco picado; y ½ cucharadita de comino molido. Cubra y procese hasta que esté casi suave. Si la salsa es demasiado espesa para mojar, agregue suficiente agua para alcanzar la consistencia deseada.

PIMIENTOS RELLENOS AHUMADOS

PREPARACIÓN:Cocinar 20 minutos: Hornear 8 minutos: Preparar 30 minutos: 4 porciones

HAZ QUE ESTA FAMILIA SEA POPULARCON UNA MEZCLA DE PIMIENTOS DE COLORES PARA UN PLATO ATRACTIVO. LOS TOMATES ASADOS SON UN BUEN EJEMPLO DE COMO DAR BUEN SABOR A LA COMIDA DE FORMA SALUDABLE. SIMPLEMENTE CARBONIZAR LOS TOMATES ANTES DE ENLATARLOS (SIN SAL) REALZA SU SABOR.

- 4 pimientos grandes verdes, rojos, amarillos y/o naranjas
- 1 libra de carne molida
- 1 cucharada de especia ahumada (ver receta)
- 1 cucharada de aceite de oliva virgen extra
- 1 cebolla amarilla pequeña, picada
- 3 dientes de ajo picados
- 1 coliflor pequeña, sin corazón y cortada en floretes
- 1 lata de 15 onzas de tomates asados cortados en cubitos sin sal, escurridos
- ¼ taza de perejil fresco finamente picado
- ½ cucharadita de pimienta negra
- ⅛ cucharadita de pimienta de cayena
- ½ taza de cobertura de migas de nuez (ver receta, abajo)

1. Precaliente el horno a 375°F. Cortar los pimientos por la mitad verticalmente. Retire los tallos, las semillas y las membranas. tirar a la basura. Ponga las mitades de pimiento a un lado.

2. Coloque la carne molida en un tazón mediano; Espolvorear con especias ahumadas. Con las manos, mezcle suavemente las especias en la carne.

3. Caliente el aceite de oliva en una sartén grande a fuego medio-alto. Agrega la carne, la cebolla y el ajo; cocina hasta que la carne esté dorada y la cebolla esté suave, revolviendo con una cuchara de madera para deshacer la carne. Retire la sartén de la estufa.

4. Procese los floretes de coliflor en un procesador de alimentos hasta que estén muy finamente picados. (Si no tiene un procesador de alimentos, ralle la coliflor en un rallador). Mida 3 tazas de coliflor. Agregue a la mezcla de carne molida en la sartén. (Si tiene coliflor sobrante, resérvela para otro uso). Agregue los tomates escurridos, el perejil, la pimienta negra y la pimienta de cayena.

5. Rellene las mitades de pimiento con la mezcla de carne molida, empaque ligeramente y doble ligeramente. Coloque las mitades de pimiento relleno en la cacerola. Hornee durante 30 a 35 minutos o hasta que los pimientos estén crujientes y suaves. * Espolvorear con migas de nuez. Si lo desea, vuelva al horno durante 5 minutos antes de servir para obtener una cobertura crujiente.

Cobertura de migas de nuez: Caliente 1 cucharada de aceite de oliva virgen extra en una sartén mediana a fuego medio-alto. Agregue 1 cucharadita de tomillo seco, 1 cucharadita de pimentón ahumado y ¼ de cucharadita de ajo en polvo. Agregue 1 taza de nueces picadas muy finamente. Cocine y revuelva durante unos 5 minutos o hasta que las nueces estén doradas y ligeramente tostadas. Agregue una pizca o dos de pimienta de cayena. Deje que se enfríe por completo. Guarde el aderezo sobrante en un recipiente hermético en el refrigerador hasta que esté listo para usar. Rinde 1 taza.

*Nota: si usa pimientos verdes, hornee por 10 minutos más.

HAMBURGUESA DE BISONTE CON CEBOLLA CABERNET Y RUCULA

PREPARACION:30 minutos de cocción: 18 minutos a la parrilla: 10 minutos de cocción: 4 porciones

EL BISONTE ES MUY BAJO EN GRASA.Y COCINA 30% A 50% MAS RAPIDO QUE LA CARNE DE RES. LA CARNE CONSERVA SU COLOR ROJO DESPUES DE LA COCCION, POR LO QUE EL COLOR NO INDICA QUE ESTE LISTA. DEBIDO A QUE EL BISONTE ES TAN MAGRO, NO LO COCINE POR ENCIMA DE UNA TEMPERATURA INTERNA DE 155 °F.

- 2 cucharadas de aceite de oliva virgen extra
- 2 cebollas dulces grandes, en rodajas finas
- ¾ taza de Cabernet Sauvignon u otro vino tinto seco
- 1 cucharadita de especias mediterráneas (ver<u>receta</u>)
- ¼ taza de aceite de oliva virgen extra
- ¼ taza de vinagre balsámico
- 1 cucharada de chalotes finamente picados
- 1 cucharada de albahaca fresca picada
- 1 diente de ajo pequeño, picado
- 1 libra de bisonte molido
- ¼ taza de pesto de albahaca (ver<u>receta</u>)
- 5 tazas de rúcula
- Pistachos crudos sin sal, tostados (ver<u>gratificación</u>)

1. Caliente 2 cucharadas de aceite en una sartén grande a fuego medio-bajo. Agrega la cebolla. Tape y cocine durante 10 a 15 minutos o hasta que la cebolla esté

suave, revolviendo ocasionalmente. Descubrir; cocine y revuelva a fuego medio durante 3 a 5 minutos o hasta que las cebollas estén doradas. agregue vino; cocina durante unos 5 minutos o hasta que la mayor parte del vino se haya evaporado. Espolvorea con especias mediterráneas; mantener caliente

2. Mientras tanto, para la vinagreta, combine ¼ de taza de aceite de oliva, vinagre, chalotes, albahaca y ajo en un frasco. Cubra y agite bien.

3. En un tazón grande, mezcle ligeramente el bisonte molido y el pesto de albahaca. Forme la mezcla de carne ligeramente en hamburguesas de cuatro ¾ pulgadas de espesor.

4. Para una parrilla de carbón o de gas, coloque las hamburguesas directamente sobre una parrilla ligeramente engrasada a fuego medio-alto. Tape y cocine a la parrilla hasta el punto de cocción deseado (145 °F para término medio o 155 °F para término medio), aproximadamente 10 minutos. Dar la vuelta una vez a la mitad de la cocción.

5. Coloque la rúcula en un tazón grande. Vierta la vinagreta sobre la rúcula; ponte el abrigo. Para servir, divida las cebollas en cuatro platos para servir. Cubra cada uno con hamburguesa de bisonte. Cubra la hamburguesa con rúcula y espolvoree con pistachos.

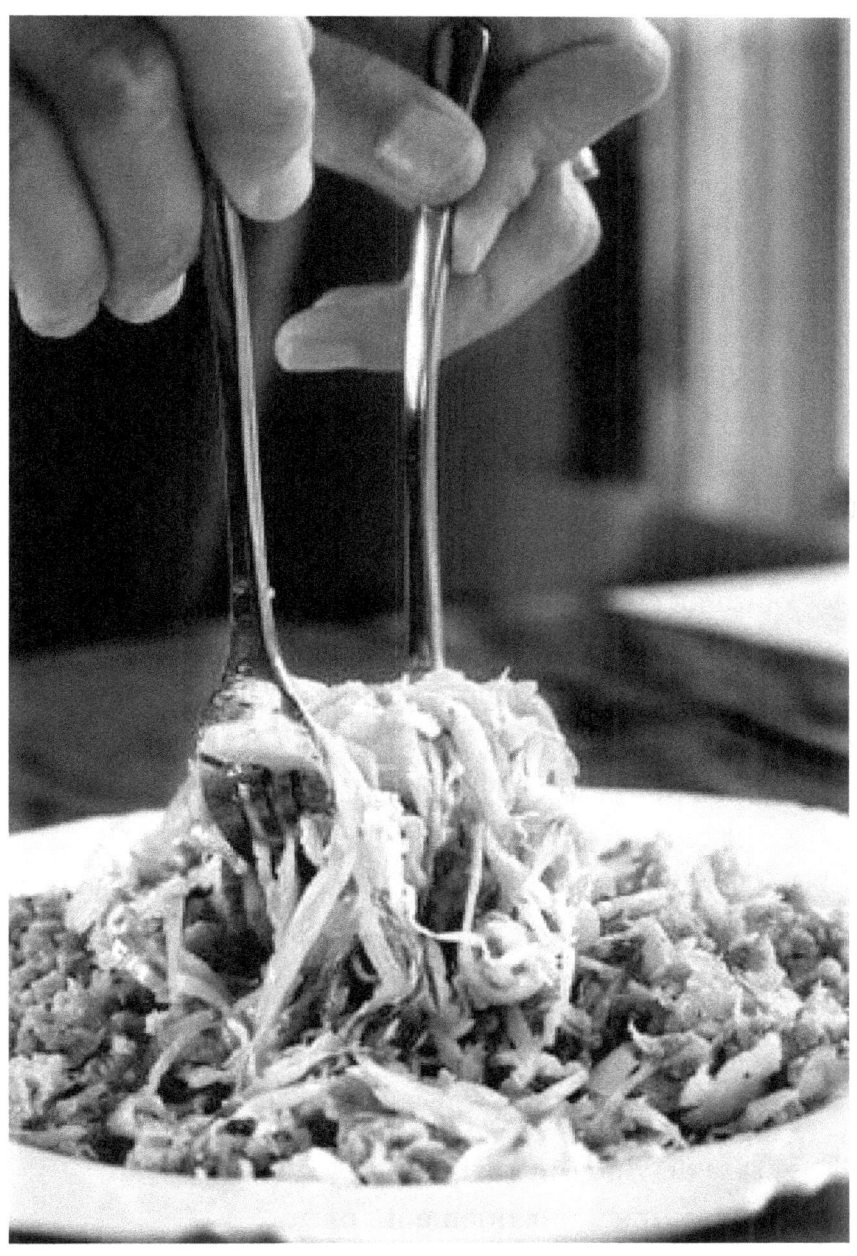

BISONTE Y CORDERO SOBRE ACELGAS Y BONIATOS

PREPARACION:1 hora de cocción: 20 minutos de horneado: 1 hora de reposo: 10 minutos Rinde: 4 porciones

ESTA ES LA COCINA CASERA A LA ANTIGUA.CON UN TOQUE MODERNO. LA SALSA DE VINO TINTO REALZA EL SABOR DEL PASTEL DE CARNE, MIENTRAS QUE EL PURE DE ACELGAS Y BONIATOS CON CREMA DE ANACARDOS Y ACEITE DE COCO APORTA UN VALOR NUTRICIONAL INCREIBLE.

- 2 cucharadas de aceite de oliva
- 1 taza de champiñones cremini finamente picados
- ½ taza de cebolla roja finamente picada (1 mediana)
- ½ taza de apio finamente picado (1 tallo)
- ⅓ taza de zanahorias finamente picadas (1 pequeña)
- ½ manzana pequeña, limpia, pelada y picada
- 2 dientes de ajo, picados
- ½ cucharadita de condimento mediterráneo (ver receta)
- 1 huevo grande, ligeramente batido
- 1 cucharada de salvia fresca molida
- 1 cucharada de tomillo fresco picado
- 8 onzas de bisonte molido
- 8 onzas de carne o cordero molido
- ¾ taza de vino tinto seco
- 1 chalote mediano, finamente picado
- ¾ taza de caldo de hueso de res (ver receta) o caldo de res sin sal añadida
- Puré de boniato (ver receta, abajo)

Acelgas (ver receta, abajo)

1. Precaliente el horno a 350°F. Caliente el aceite en una sartén grande a fuego medio. Agrega los champiñones, las cebollas, el apio y las zanahorias; cocine y revuelva durante unos 5 minutos o hasta que las verduras estén tiernas. reduzca el fuego a bajo; agregue la manzana triturada y el ajo. Tape y cocine por unos 5 minutos o hasta que las verduras estén muy suaves. Retire de la estufa; Agregue las especias mediterráneas.

2. Usando una cuchara ranurada, agregue la mezcla de champiñones a un tazón grande, deje que gotee en la sartén. Agregue el huevo, la salvia y el tomillo. Agregue bisonte molido y cordero molido; simplemente mezcle. Coloca la mezcla de carne en una olla rectangular de 2 litros. Forme un rectángulo de 7 x 4 pulgadas. Hornee durante aproximadamente 1 hora o hasta que un termómetro de lectura instantánea indique 155 °F. Dejar durante 10 minutos. Coloque con cuidado el pastel de carne en un plato para servir. Cubrir y mantener caliente.

3. Para la salsa de la sartén, raspe la grasa y los trocitos crujientes del estofado en la grasa de la sartén reservada. Agregue vino y chalotes. Llevar a ebullición a temperatura media; cocina hasta que esté medio cocido. Agrega el caldo de hueso de res; cocine y revuelva hasta que esté medio cocido. Retire la sartén de la estufa.

4. Para servir, divida el puré de batatas en cuatro platos para servir. Cubra con un poco de acelgas. rebanadas de pan de carne; Coloque las rodajas sobre las acelgas y rocíe con la salsa.

Puré de batatas: pele y corte en trozos grandes 4 batatas medianas. En una cacerola grande, cocine las papas en suficiente agua hirviendo para cubrirlas durante 15 minutos o hasta que estén tiernas. drenar. Triturar con un machacador de patatas. Agregue ½ taza de crema de marañón (ver<u>receta</u>) y 2 cucharadas de aceite de coco sin refinar; haga puré hasta que quede suave. mantener caliente

Acelgas al ajo: Retire los tallos de 2 manojos de acelgas y deséchelas. Picar las hojas en trozos grandes. Caliente 2 cucharadas de aceite de oliva en una sartén grande a fuego medio-alto. Agrega las acelgas y 2 dientes de ajo machacados; cocina hasta que las acelgas se marchiten, revolviendo ocasionalmente con unas pinzas.

EMPANADAS DE BISONTE CON PURE DE MANZANA Y GROSELLAS ROJAS Y CALABACIN PAPPARDELLE

PREPARACIÓN: Hornear por 25 minutos: cocinar por 15 minutos: preparar por 18 minutos: 4 porciones

LAS ALBÓNDIGAS QUEDARÁN MUY MOJADAS. CÓMO LOS HACES. TENGA A MANO UN RECIPIENTE CON AGUA FRÍA Y, DE VEZ EN CUANDO, MÓJESE LAS MANOS MIENTRAS TRABAJA PARA EVITAR QUE LA MEZCLA DE CARNE SE PEGUE A SUS MANOS. CAMBIA EL AGUA VARIAS VECES MIENTRAS PREPARAS LAS ALBÓNDIGAS.

ALBÓNDIGAS
- aceite de oliva
- ½ taza de cebolla roja picada gruesa
- 2 dientes de ajo, picados
- 1 huevo, ligeramente batido
- ½ taza de champiñones y tallos finamente picados
- 2 cucharadas de perejil italiano fresco (picado)
- 2 cucharaditas de aceite de oliva
- 1 libra de bisonte molido (molido grueso si está disponible)

SALSA DE MANZANA Y GROSELLAS
- 2 cucharadas de aceite de oliva
- 2 manzanas Granny Smith grandes, peladas, sin corazón y finamente picadas
- 2 chalotes, picados
- 2 cucharadas de jugo de limón fresco

½ taza de caldo de huesos de pollo (ver<u>receta</u>) o caldo de pollo sin sal añadida

2 a 3 cucharadas de grosellas secas

PAPPARDELLE DE CALABACIN

6 calabacines

2 cucharadas de aceite de oliva

¼ taza de cebolla verde finamente picada

½ cucharadita de pimiento rojo triturado

2 dientes de ajo, picados

1. Para las albóndigas, precaliente el horno a 375°F. Cubra ligeramente una bandeja para hornear con borde con aceite de oliva. Poner a un lado. Licuar la cebolla y el ajo en un procesador de alimentos o licuadora. pulse hasta que quede suave. Coloque la mezcla de cebolla en un tazón mediano. Agrega el huevo, los champiñones, el perejil y 2 cucharaditas de aceite; revuelve para combinar. Agrega bisonte molido; mezclar ligeramente pero bien. Divide la mezcla de carne en 16 partes; formar albóndigas. Extienda las albóndigas de manera uniforme en la bandeja para hornear preparada. hornee por 15 minutos; Poner a un lado.

2. Para la salsa, calienta 2 cucharadas de aceite en una sartén a fuego medio-alto. Agrega las manzanas y los chalotes; cocine y revuelva durante 6 a 8 minutos o hasta que esté muy suave. Agregue el jugo de limón. Transfiera la mezcla a un procesador de alimentos o licuadora. Cubra y procese o mezcle hasta que quede suave; volver a la sartén. Agregue el caldo de hueso de pollo y las pasas de Corinto. hervir; Baja la

calefaccion. Cocine a fuego lento sin tapar durante 8 a 10 minutos, revolviendo con frecuencia. Agrega las albóndigas; cocine y revuelva a fuego lento hasta que se caliente por completo.

3. Mientras tanto, para la pappardelle, corta los extremos de los calabacines. Con una mandolina o un pelador de verduras muy afilado, cortamos los calabacines en tiras finas. (Para mantener las tiras intactas, deje de afeitarse cuando llegue a las semillas en el centro de la calabaza). Caliente 2 cucharadas de aceite en una sartén muy grande a fuego medio-alto. Agregue las cebolletas, el pimiento rojo triturado y el ajo; llevar a ebullición y revolver durante 30 segundos. Añadir tiras de calabacín. Cocine, revolviendo suavemente, durante unos 3 minutos, o hasta que se ablande.

4. Para servir, divida la pappardella en cuatro platos para servir. Cubra con albóndigas y salsa de manzana y grosella.

BOLOÑESA DE BISONTE Y BOLETUS CON ESPAGUETI DE AJO ASADO

PREPARACIÓN:30 minutos de cocción: 1 hora 30 minutos de horneado: 35 minutos Rinde: 6 porciones

CUANDO PENSABAS QUE HABÍAS COMIDOPIENSE EN SU ÚLTIMA COMIDA, ESPAGUETIS CON SALSA DE CARNE, CUANDO LANZÓ THE PALEO DIET®. ESTA RICA BOLOÑESA CON AJO, VINO TINTO Y BOLETUS TERROSOS ESTÁ CUBIERTA CON DULCES Y DELICIOSAS HEBRAS DE ESPAGUETI. NO TE PERDERÁS NADA CON LA PASTA.

- 1 onza de champiñones porcini secos
- 1 taza de agua hirviendo
- 3 cucharadas de aceite de oliva virgen extra
- 1 libra de bisonte molido
- 1 taza de zanahorias finamente picadas (2)
- ½ taza de cebolla picada (1 mediana)
- ½ taza de apio finamente picado (1 tallo)
- 4 dientes de ajo, picados
- 3 cucharadas de pasta de tomate sin sal
- ½ taza de vino tinto
- 2 latas de 15 onzas de tomates picados sin sal
- 1 cucharadita de orégano seco molido
- 1 cucharadita de tomillo seco picado
- ½ cucharadita de pimienta negra
- 1 calabaza espagueti mediana (2½ a 3 libras)
- 1 bulbo de ajo

1. Mezcle los champiñones porcini y el agua hirviendo en un tazón pequeño. Dejar durante 15 minutos. Pasar por un colador forrado con algodón 100%, reservando el líquido de remojo. picar los champiñones; Configurar página.

2. En un horno de 4 a 5 cuartos, caliente 1 cucharada de aceite de oliva a fuego medio-alto. Agregue bisonte molido, zanahorias, cebolla, apio y ajo. Cocine hasta que la carne esté dorada y las verduras estén tiernas, revolviendo con una cuchara de madera para romper la carne. Agrega la pasta de tomate; hervir y revolver durante 1 minuto. Agrega el vino tinto; hervir y revolver durante 1 minuto. Agregue los champiñones, los tomates, el orégano, el tomillo y la pimienta. Agregue el líquido reservado de los champiñones, asegurándose de que no quede arena o gravilla en el fondo de la sartén. Llevar a ebullición, revolviendo ocasionalmente; Reduzca el fuego a bajo. Cubra y cocine durante 1½ a 2 horas o hasta alcanzar el espesor deseado.

3. Mientras tanto, precaliente el horno a 375°F. Corta la calabaza por la mitad a lo largo; raspa las semillas. Coloque las mitades de calabaza, con el lado hacia abajo, en una fuente para horno grande. Perforar la piel con un tenedor. Cortar la parte superior de la cabeza de ajo por ½ pulgada. Agregue ajo picado a la calabaza en el guiso. Rocíe con la cucharada restante de aceite de oliva. Hornee durante 35 a 45 minutos o hasta que la calabaza y el ajo estén suaves.

4. Con una cuchara y un tenedor, retire y corte la pulpa de cada mitad de la calabaza. Colocar en un recipiente y tapar para mantener el calor. Cuando el ajo se haya enfriado lo suficiente, exprime la base de la cebolla para extraer los dientes. Triture los dientes de ajo con un tenedor. Mezcle el ajo machacado en la calabaza y distribúyalo uniformemente. Para servir, vierta la salsa sobre la mezcla de calabacín.

CHILE DE BISONTE CON CARNE

PREPARACIÓN:Cocción durante 25 minutos: 1 hora 10 minutos significa: 4 porciones

CHOCOLATE SIN AZÚCAR, CAFÉ Y CANELAAGREGUE INTERÉS A ESTE SABROSO FAVORITO. PARA UN SABOR AÚN MÁS AHUMADO, REEMPLACE EL PIMENTÓN REGULAR CON 1 CUCHARADA DE PIMENTÓN DULCE AHUMADO.

- 3 cucharadas de aceite de oliva virgen extra
- 1 libra de bisonte molido
- ½ taza de cebolla picada (1 mediana)
- 2 dientes de ajo, picados
- 2 latas de 14.5 onzas de tomates cortados en cubitos sin sal agregada, sin sal
- 1 lata de 6 onzas de pasta de tomate sin sal
- 1 taza de caldo de hueso de res (ver receta) o caldo de res sin sal añadida
- ½ taza de café fuerte
- 2 onzas de barras para hornear 99% cacao, picadas
- 1 cucharada de pimentón
- 1 cucharadita de comino molido
- 1 cucharadita de orégano seco
- 1½ cucharaditas de condimento ahumado (ver receta)
- ½ cucharadita de canela molida
- ⅓ taza de pepitas
- 1 cucharadita de aceite de oliva
- ½ taza de crema de marañón (ver receta)
- 1 cucharadita de jugo de limón fresco

½ taza de hojas de cilantro fresco

4 rodajas de lima

1. Caliente 3 cucharadas de aceite de oliva en un horno holandés a fuego medio-alto. Agrega el bisonte molido, la cebolla y el ajo; Cocine por 5 minutos o hasta que la carne esté dorada, revolviendo con una cuchara de madera para romper la carne. Mezcle los tomates sin escurrir, la pasta de tomate, el caldo de hueso de res, el café, el chocolate para hornear, el pimentón, el comino, el orégano, 1 cucharadita de humo y la canela. hervir; Baja la calefaccion. Tape y cocine a fuego lento durante 1 hora, revolviendo ocasionalmente.

2. Mientras tanto, en una sartén pequeña, fríe las pepitas en 1 cucharadita de aceite de oliva a fuego medio-alto hasta que revienten y se doren. Coloca las pepitas en un tazón pequeño. agregue la ½ cucharadita restante de condimento ahumado; ponte el abrigo.

3. Mezcle la crema de anacardos y el jugo de lima en un tazón pequeño.

4. Para servir, saque el chile en tazones. Cubra las porciones con crema de marañón, pepitas y cilantro. Servir con rodajas de lima.

FILETES DE BISONTE CON ESPECIAS MARROQUIES CON LIMONES A LA PARRILLA

PREPARACIÓN: Ase a la parrilla durante 10 minutos: 10 minutos Rinde: 4 porciones

SIRVE ESTOS BISTECS RÁPIDOSCON ENSALADA FRÍA Y CRUJIENTE DE ZANAHORIA PICANTE Y COL (VER<u>RECETA</u>). SI QUIERES UN CAPRICHO, PIÑA A LA PLANCHA CON CREMA DE COCO (VER<u>RECETA</u>) SERÍA UNA BUENA MANERA DE TERMINAR LA COMIDA.

- 2 cucharadas de canela molida
- 2 cucharadas de pimentón
- 1 cucharada de ajo en polvo
- ¼ de cucharadita de pimienta de cayena
- 4 filetes de bisonte mignon de 6 onzas, cortados en rodajas de ¾ a 1 pulgada de grosor
- 2 limones, cortados a la mitad horizontalmente

1. En un tazón pequeño, combine la canela, el pimentón, el ajo en polvo y la pimienta de cayena. Seque los filetes con toallas de papel. Frote ambos lados de los filetes con la mezcla de especias.

2. Para una parrilla de carbón o de gas, coloque los bistecs directamente sobre la rejilla de la parrilla a fuego medio-alto. Tape y cocine a la parrilla durante 10 a 12 minutos a temperatura media (145 °F) o de 12 a 15 minutos a temperatura media (155 °F). Dar la vuelta una vez a la mitad de la cocción. Mientras tanto, coloque las mitades de limón boca abajo sobre

una rejilla para cocinar. Ase a la parrilla durante 2 a 3 minutos o hasta que esté ligeramente carbonizado y jugoso.

3. Sirva con mitades de limón a la parrilla para aplastar los bistecs.

BISONTE RALLADO CON HIERBAS DE PROVENZA

PREPARACION:15 minutos de cocción: 15 minutos de fritura: 1 hora 15 minutos de reposo: 15 minutos: 4 raciones

HERBES DE PROVENCE ES UNA MEZCLAHIERBAS SECAS QUE CRECEN EN ABUNDANCIA EN EL SUR DE FRANCIA. LA MEZCLA SUELE CONTENER UNA COMBINACIÓN DE ALBAHACA, SEMILLAS DE HINOJO, LAVANDA, MEJORANA, ROMERO, SALVIA, SALVIA DE VERANO Y TOMILLO. EL SABOR ES MARAVILLOSO EN ESTE ASADO MUY AMERICANO.

Filete de bisonte de 13 libras

3 cucharadas de hierbas de Provence

4 cucharadas de aceite de oliva virgen extra

3 dientes de ajo picados

4 chirivías pequeñas, peladas y picadas

2 peras maduras, peladas y rebanadas

½ taza de néctar de pera sin azúcar

1 a 2 cucharaditas de tomillo fresco

1. Precaliente el horno a 375°F. Cortar la grasa del asado. En un tazón pequeño, combine las hierbas provenzales, 2 cucharadas de aceite de oliva y el ajo; frotar sobre el asado.

2. Coloque el asado sobre la rejilla en una fuente poco profunda. Inserte un termómetro de horno en el centro del asado. * Ase por 15 minutos sin la tapa. Reduzca la temperatura del horno a 300° F. Hornee

de 60 a 65 minutos adicionales o hasta que un termómetro para carne indique 140° F (medio poco hecho). Cubrir con papel aluminio y dejar reposar durante 15 minutos.

3. Caliente las 2 cucharadas restantes de aceite de oliva en una sartén grande a fuego medio-alto. agregue las chirivías y las peras; Cocine por 10 minutos o hasta que las chirivías estén crujientes y tiernas, revolviendo ocasionalmente. agregue el néctar de pera; Cocine por 5 minutos o hasta que la salsa espese un poco. Espolvorear con tomillo.

4. Cortar el asado en rodajas finas. Servir la carne con chirivías y peras.

*Consejo: El bisonte es muy magro y se cocina más rápido que la carne de res. Además, el color de la carne es más rojo que el de la carne de res, por lo que no puede confiar en una señal visual para determinar el punto de cocción. Necesitará un termómetro para carne para saber cuándo la carne está lista. Un termómetro de horno es ideal, pero no necesario.

COSTILLAS DE BISONTE ESTOFADAS EN CAFÉ CON GREMOLATA DE MANDARINA Y PURÉ DE RAÍZ DE APIO

PREPARACIÓN: 15 minutos Tiempo de cocción: 2 horas 45 minutos Rinde: 6 porciones

LAS COSTILLAS DE BISONTE SON GRANDES Y CARNOSAS. NECESITAN UNA BUENA COCCIÓN A FUEGO LENTO EN LÍQUIDO PARA ABLANDARSE. LA GREMOLATA CON PIEL DE MANDARINA REALZA EL SABOR DE ESTE SABROSO PLATO.

ESCABECHE
- 2 tazas de agua
- 3 tazas de café fuerte, enfriado
- 2 tazas de jugo de mandarina fresca
- 2 cucharadas de romero fresco picado
- 1 cucharadita de pimienta negra molida gruesa
- 4 libras de costillas cortas de bisonte, cortadas entre las costillas para separarlas

ASFIXIA
- 2 cucharadas de aceite de oliva
- 1 cucharadita de pimienta negra
- 2 tazas de cebolla picada
- ½ taza de chalotes picados
- 6 dientes de ajo, picados
- 1 chile jalapeño, sin semillas y rebanado (vergratificación)
- 1 taza de café fuerte

1 taza de caldo de hueso de res (ver receta) o caldo de res sin sal añadida

¼ taza de salsa de tomate paleo (ver receta)

2 cucharadas de mostaza Dijon (ver receta)

3 cucharadas de vinagre de sidra de manzana

Pulpa de raíz de apio (ver receta, abajo)

mandarina gremolata (ver receta, Bien)

1. Para la marinada, en un recipiente grande no reactivo (vidrio o acero inoxidable), combine el agua, el café frío, el jugo de mandarina, el romero y la pimienta negra. agregar costillas. Si es necesario, coloque un plato sobre las costillas para mantenerlas sumergidas. Cubra y enfríe durante 4 a 6 horas, revolviendo y revolviendo una vez.

2. Para la carne asada, precaliente el horno a 325°F. Escurra las costillas y deseche la marinada. Seque las costillas con toallas de papel. En un horno holandés grande, caliente el aceite de oliva a fuego medio-alto. Sazone las costillas con pimienta negra. Dore las costillas en lotes hasta que se doren por todos lados, aproximadamente 5 minutos por lote. Colocar en un plato grande.

3. Agregue la cebolla, la chalota, el ajo y el jalapeño a la sartén. Reduzca el fuego a medio, cubra y cocine hasta que las verduras estén tiernas. Remuévelos de vez en cuando durante unos 10 minutos. Agrega el café y el caldo; revuelva y raspe los pedazos dorados. Agregue el ketchup Paleo, la mostaza Dijon y el vinagre. vamos a hervir. agregar costillas. Cubrir y colocar en el horno. Cocine hasta que la carne esté tierna,

aproximadamente 2 horas y 15 minutos, revolviendo suavemente y reorganizando las costillas una o dos veces.

4. Coloque las costillas en un plato; Carpa con lámina para calefacción. Cucharee la grasa de la superficie de la salsa. Cocine la salsa hasta que se reduzca a 2 tazas, aproximadamente 5 minutos. Divide la masa de raíz de apio en 6 platos; Cubra con las costillas y la salsa. Espolvorear con mandarina gremolata.

Mezcla de raíz de apio: En una cacerola grande, combine 3 libras de raíz de apio, pelada y cortada en trozos de 1 pulgada, y 4 tazas de caldo de hueso de pollo (ver_receta_) o sopas de pollo sin sal. hervir; Baja la calefaccion. Escurra la raíz de apio y guarde la sopa. Regrese la raíz de apio a la olla. Agregue 1 cucharada de aceite de oliva y 2 cucharaditas de tomillo fresco picado. Use un machacador de papas para machacar la raíz de apio y agregue unas cucharadas de caldo si es necesario para alcanzar la consistencia deseada.

Mandarina Gremolata: En un tazón pequeño, mezcle ½ taza de perejil fresco, 2 cucharadas de cáscara de mandarina finamente picada y 2 dientes de ajo picados.

SOPA DE HUESO DE RES

PREPARACION:25 minutos asado: 1 hora cocción: 8 horas cocción: 8 a 10 tazas

LOS RABOS DE TORO DESHUESADOS HACEN UNA SOPA EXTREMADAMENTE SABROSAPUEDE USAR ESTO EN CUALQUIER RECETA QUE REQUIERA CALDO DE RES, O SIMPLEMENTE COMO UN ESTIMULANTE DE UNA TAZA EN CUALQUIER MOMENTO DEL DÍA. AUNQUE ANTES PROVENIAN DE UN BUEY, AHORA LOS RABOS DE TORO PROVIENEN DEL GANADO.

5 zanahorias, picadas en trozos grandes

5 palitos de apio, picados toscamente

2 cebollas amarillas, sin pelar, partidas a la mitad

8 onzas de champiñones blancos

1 bulbo de ajo, sin pelar, cortado a la mitad

2 libras de hueso de rabo de toro o hueso de res

2 tomates

12 tazas de agua fría

3 hojas de laurel

1. Precaliente el horno a 400°F. Coloque las zanahorias, el apio, la cebolla, los champiñones y el ajo en una asadera grande o en un plato poco profundo. Coloque los huesos encima de las verduras. Mezcle los tomates en un procesador de alimentos hasta que quede suave. Esparza los tomates sobre los huesos para la cobertura (está bien si algo del puré gotea sobre la sartén y las verduras). Hornee de 1 a 1½ horas o

hasta que los huesos estén dorados y las verduras caramelizadas. Transfiera los huesos y las verduras a un horno o una olla de 10 a 12 cuartos. (Si parte de la mezcla de tomate se carameliza en el fondo de la sartén, agregue 1 taza de agua caliente a la sartén y raspe los pedacitos. Vierta el líquido sobre los huesos y las verduras y reduzca el agua en 1 taza.

2. Lleve la mezcla a ebullición lenta a fuego medio-alto. Reduzca el calor; Cubra la sopa y cocine durante 8 a 10 horas, revolviendo ocasionalmente.

3. Cuele la sopa; Deseche los huesos y las verduras. sopa fría; Transfiera la sopa a recipientes de almacenamiento y refrigere hasta por 5 días; congelar hasta por 3 meses. *

Instrucciones para la olla de cocción lenta: para una olla de cocción lenta de 6 a 8 cuartos, use 1 libra de hueso de res, 3 zanahorias, 3 palitos de apio, 1 cebolla amarilla y 1 cebolla de ajo. Haga puré de 1 tomate y ralle los huesos. Cocine como se indica y agregue los huesos y las verduras a la olla de cocción lenta. Ralla los tomates caramelizados como se indica y agrégalos a la olla de cocción lenta. Agrega suficiente agua para cubrir. Cubra y cocine a fuego alto hasta que la sopa hierva, aproximadamente 4 horas. Reduzca el fuego a bajo; Cocinar de 12 a 24 horas. colar el caldo; Deseche los huesos y las verduras. Almacenar como se indica.

*Consejo: Para que sea más fácil quitar la grasa de la sopa, guárdela durante la noche en un recipiente tapado en el refrigerador. La grasa sube a la parte superior y forma una capa sólida que se puede raspar fácilmente. Después de enfriar, la sopa puede espesarse.

PALETILLA DE CERDO TUNECINA CON ESPECIAS Y BONIATOS ESPECIADOS

PREPARACIÓN:25 minutos Asado: 4 horas Horneado: 30 minutos Rinde: 4 porciones

ESTE ES UN GRAN PLATOEN UN FRÍO DÍA DE OTOÑO. LA CARNE SE CUECE EN EL HORNO DURANTE HORAS, PARA QUE TU CASA HUELA DE MARAVILLA Y TENGAS TIEMPO PARA HACER OTRAS COSAS. LAS BATATAS FRITAS AL HORNO NO QUEDAN TAN CRUJIENTES COMO LAS PAPAS BLANCAS, PERO SON DELICIOSAS SOLAS, ESPECIALMENTE CUANDO SE SUMERGEN EN MAYONESA DE AJO.

CERDO
- 1 2½ a 3 libras de asado de lomo de cerdo con hueso
- 2 cucharaditas de chiles anchos molidos
- 2 cucharaditas de comino molido
- 1 cucharadita de comino, ligeramente triturado
- 1 cucharadita de cilantro molido
- ½ cucharadita de cúrcuma molida
- ¼ de cucharadita de canela molida
- 3 cucharadas de aceite de oliva

PAPAS FRITAS
- 4 camotes medianos (alrededor de 2 libras), pelados y cortados en gajos de ½ pulgada
- ½ cucharadita de pimiento rojo triturado
- ½ cucharadita de cebolla en polvo
- ½ cucharadita de ajo en polvo

aceite de oliva

1 cebolla, en rodajas finas

Paleo Alioli (Mayonesa De Ajo) (ver<u>receta</u>)

1. Precaliente el horno a 300°F. Quitar la grasa de la carne. En un tazón pequeño, combine el chile ancho molido, el comino molido, el comino, el cilantro, la cúrcuma y la canela. Espolvorea la carne con la mezcla de especias; Frote uniformemente en la carne con los dedos.

2. En un horno holandés a prueba de 5 a 6 cuartos, caliente 1 cucharada de aceite de oliva a fuego medio-alto. Freír el cerdo por todos lados en aceite caliente. Cubra y cocine a fuego lento durante aproximadamente 4 horas o hasta que esté muy tierno y un termómetro para carne indique 190 °F. Retire el horno holandés del horno. Deje tapado mientras hace las batatas fritas y las cebollas, reservando 1 cucharada de grasa en el horno holandés.

3. Aumente la temperatura del horno a 400° F. Para batatas fritas, combine las batatas, las 2 cucharadas restantes de aceite de oliva, el pimiento rojo triturado, la cebolla en polvo y el ajo en polvo en un tazón grande. ponte el abrigo. Cubra una bandeja para hornear grande o dos pequeñas con papel de aluminio; Pincelar con aceite de oliva extra. Coloque las batatas en una sola capa en las bandejas para hornear preparadas. Hornee durante unos 30 minutos o hasta que estén blandas, volteando los ñames una vez a la mitad de la cocción.

4. Mientras tanto, retire la carne del horno holandés. Cubrir con papel de aluminio para mantener el calor. Escurra la grasa y reserve 1 cucharada de grasa. Regrese la grasa guardada al horno holandés. agregue las cebollas; Cocine a fuego medio-alto, aproximadamente 5 minutos o hasta que estén tiernos, revolviendo ocasionalmente.

5. Coloque el cerdo y la cebolla en un plato para servir. Con dos tenedores, corte la carne de cerdo en trozos grandes. Sirva el cerdo desmenuzado y las papas fritas con Paleo Alioli.

PALETILLA DE CERDO A LA PARRILLA CUBANA

PREPARACIÓN:Marinar 15 minutos: 24 horas Asar a la parrilla: 2 horas 30 minutos Reposar: 10 minutos Rinde: 6 a 8 porciones

CONOCIDO COMO "LECHÓN ASADO" EN SU PAÍS DE ORIGEN,ESTE ASADO DE CERDO SE MARINA EN UNA COMBINACIÓN DE JUGOS DE CÍTRICOS FRESCOS, ESPECIAS, PIMIENTO ROJO TRITURADO Y UNA CEBOLLA ENTERA DE AJO PICADO. COCINARLO A LAS BRASAS DESPUÉS DE REMOJARLO TODA LA NOCHE EN LA MARINADA LE DA UN SABOR INCREÍBLE.

1 cabeza de ajo, dientes separados, pelados y picados

1 taza de cebolla picada gruesa

1 taza de aceite de oliva

1⅓ taza de jugo de limón fresco

⅔ taza de jugo de naranja fresco

1 cucharada de comino molido

1 cucharada de orégano seco, picado

2 cucharaditas de pimienta negra recién molida

1 cucharadita de pimiento rojo triturado

1 asado de cerdo deshuesado de 4 a 5 libras

1. Para la marinada, separe los ajos en dientes. pelar y picar los dientes; colocar en un tazón grande. Agregue la cebolla, el aceite de oliva, el jugo de lima, el jugo de naranja, el comino, el orégano, la pimienta negra y el pimiento rojo triturado. Mezcle bien y deje reposar.

2. Perfore profundamente el asado de cerdo con un cuchillo para deshuesar. Coloque con cuidado el asado en la marinada y absorba la mayor cantidad de líquido posible. Cubra el recipiente herméticamente con una envoltura de plástico. Marinar en el refrigerador por 24 horas, volteando una vez.

3. Retire el cerdo de la marinada. Vierta la marinada en una cacerola mediana. hervir; Deja que se cocine durante 5 minutos. Retire de la estufa y deje enfriar. Poner a un lado.

4. Para una parrilla de carbón, coloque brasas medianamente calientes alrededor de la bandeja para recoger el líquido. Revisa la sartén a fuego medio. Coloque la carne en una rejilla sobre una bandeja de drenaje. Tape y cocine a la parrilla durante 2½ a 3 horas, o hasta que un termómetro de lectura instantánea indique 140 °F en el centro del asado. (Para la parrilla de gas, precaliente la parrilla. Reduzca el fuego a medio-bajo. Ajuste para cocción indirecta. Coloque la carne en la rejilla para asar sobre el quemador apagado. Tape y cocine según las instrucciones). Retire la carne de la parrilla. Cubra con papel aluminio y deje reposar durante 10 minutos antes de cortar o pelar.

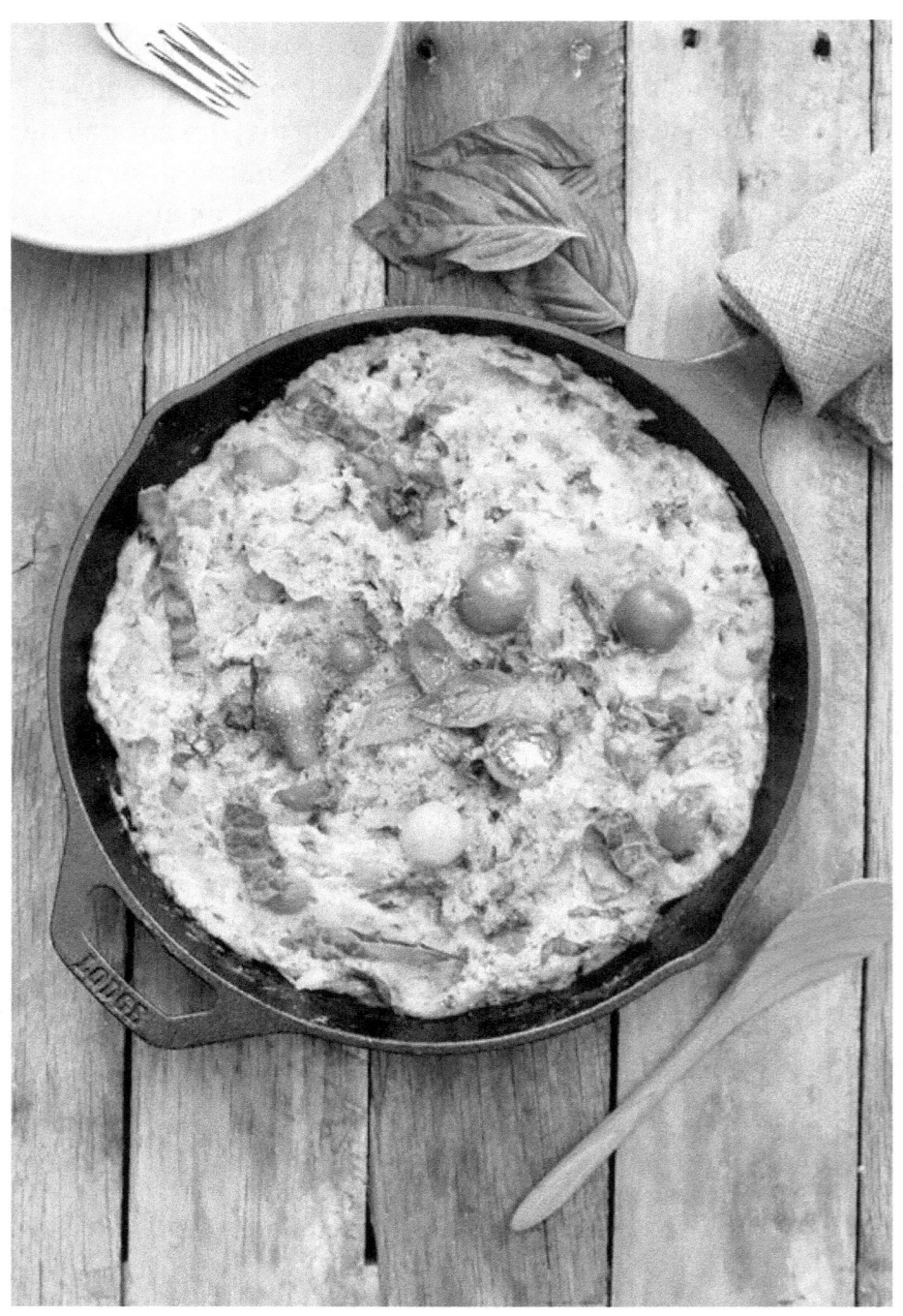

ASADO DE CERDO RALLADO CON ESPECIAS ITALIANAS CON VERDURAS

PREPARACIÓN:20 minutos Hornear: 2 horas 25 minutos Reposar: 10 minutos Rinde: 8 porciones

"FRESCO ES MEJOR" ES UN BUEN MANTRASEGUIR CUANDO SE TRATA DE COCINAR LA MAYOR PARTE DEL TIEMPO. SIN EMBARGO, LAS HIERBAS SECAS SON MUY ADECUADAS PARA FROTAR LA CARNE. CUANDO LAS HIERBAS SE SECAN, SUS SABORES SE CONCENTRAN. LIBERAN SUS SABORES AL ENTRAR EN CONTACTO CON LA HUMEDAD DE LA CARNE, COMO EN ESTE ASADO A LA ITALIANA, ADEREZADO CON PEREJIL, HINOJO, ORÉGANO, AJO Y PIMIENTO ROJO PICADO PICANTE.

- 2 cucharadas de perejil seco picado
- 2 cucharadas de semillas de hinojo trituradas
- 4 cucharaditas de orégano seco molido
- 1 cucharadita de pimienta negra recién molida
- ½ cucharadita de pimiento rojo triturado
- 4 dientes de ajo, picados
- 1 paleta de cerdo con hueso de 4 libras
- 1 a 2 cucharadas de aceite de oliva
- 1¼ tazas de agua
- 2 cebollas medianas, peladas y cortadas en aros
- 1 bulbo grande de hinojo, cortado, sin semillas y cortado en rodajas
- 2 libras de coles de Bruselas

1. Precaliente el horno a 325°F. En un tazón pequeño, combine el perejil, las semillas de hinojo, el orégano, la pimienta negra, el pimiento rojo molido y el ajo. Poner a un lado. Afloje el cerdo asado si es necesario. Quitar la grasa de la carne. Frote la carne con la mezcla de especias por todos lados. Si lo desea, vuelva a atar el asado para mantenerlo unido.

2. Caliente el aceite en un horno holandés a fuego medio-alto. Freír la carne por todos lados en aceite caliente. Escurra la grasa. Vierta agua alrededor del asado en el horno holandés. Hornear sin tapar durante 1 hora y media. Coloque la cebolla y el hinojo alrededor del cerdo asado. Tape y ase por otros 30 minutos.

3. Mientras tanto, corte los tallos de las coles de Bruselas y retire las hojas exteriores marchitas. Cortar las coles de Bruselas por la mitad. Coloque las coles de Bruselas en un horno holandés y colóquelas sobre las otras verduras. Cubra y cocine a fuego lento durante 30 a 35 minutos adicionales, o hasta que las verduras y la carne estén tiernas. Coloque la carne en un plato para servir y cubra con papel aluminio. Dejar reposar 15 minutos antes de rebanar. Vierta los jugos de la sartén sobre las verduras para cubrir. Con una cuchara ranurada, retire las verduras de un plato o tazón para servir. cubrir para mantener el calor.

4. Retire la grasa del jugo con una cuchara grande. Vierta el jugo restante de la sartén a través de un colador. Cortar la carne de cerdo y quitar el hueso. Sirve la carne con las verduras y los jugos de la sartén.

SOLOMILLO DE CERDO EN OLLA DE COCCION LENTA

PREPARACION:20 minutos de cocción lenta: 8 a 10 horas (bajo) o 4 a 5 horas (alto) rendimiento: 8 porciones

CON COMINO, CILANTRO, OREGANO, TOMATES, ALMENDRAS, PASAS, CHILI Y CHOCOLATEESTA RICA Y SABROSA SALSA TIENE MUCHO QUE OFRECER, EN EL BUEN SENTIDO. ES LA COMIDA PERFECTA PARA COMENZAR LA MAÑANA ANTES DE COMENZAR EL DÍA. CUANDO LLEGAS A CASA, LA CENA ESTÁ CASI LISTA Y TU CASA HUELE INCREÍBLE.

- 1 asado de cerdo deshuesado de 3 libras
- 1 taza de cebolla picada gruesa
- 3 dientes de ajo, en rodajas
- 1½ tazas de caldo de hueso de res (ver receta), caldo de huesos de pollo (ver receta) o caldo de res o pollo sin sal añadida
- 1 cucharada de comino molido
- 1 cucharada de cilantro molido
- 2 cucharaditas de orégano seco, picado
- 1 lata de 15 onzas de tomates cortados en cubitos sin sal añadida, escurridos
- Lata de 16 onzas de pasta de tomate sin sal añadida
- ½ taza de almendras rebanadas, tostadas (ver gratificación)
- ¼ taza de pasas o grosellas doradas sin sulfurar
- 2 onzas de chocolate sin azúcar (como las barras Scharffen Berger 99 % cacao), picado en trozos grandes

1 chile ancho o chipotle seco entero
2 palitos de canela de 4 pulgadas
¼ taza de cilantro fresco
1 aguacate, pelado, sin semillas y en rodajas finas
Cortar 1 lima en gajos
⅓ taza de semillas de calabaza verdes tostadas sin sal (opcional) (ver gratificación)

1. Quite la grasa del cerdo asado. Si es necesario, recorte la carne para que quepa en una olla de cocción lenta de 5 a 6 cuartos. Poner a un lado.

2. Mezcle la cebolla y el ajo en una olla de cocción lenta. En una taza medidora de vidrio de 2 tazas, combine el caldo de hueso de res, el comino, el cilantro y el orégano. verter en la olla. Agregue los tomates cortados en cubitos, la pasta de tomate, las almendras, las pasas, el chocolate, el chile seco y los palitos de canela. Pon la carne en la estufa. Vierta un poco de la mezcla de tomate encima. Tape y cocine a fuego lento durante 8 a 10 horas o a fuego alto durante 4 a 5 horas o hasta que el cerdo esté tierno.

3. Transfiera la carne de cerdo a una tabla de cortar; deja que se enfríe un poco. Cortar la carne en trozos con dos tenedores. Cubrir la carne con papel aluminio y reservar.

4. Retire y deseche el chile seco y los palitos de canela. Retire la grasa de la mezcla de tomate con una cuchara grande. Transfiera la mezcla de tomate a una licuadora o procesador de alimentos. Cubra y mezcle o procese hasta que esté casi suave. Agregue la carne

de cerdo en rodajas y la salsa a la olla de cocción lenta. Mantenga caliente a fuego lento hasta 2 horas antes de servir.

5. Justo antes de servir, agregue el cilantro. Sirva el mole en tazones y decore con rodajas de aguacate, gajos de limón y, si lo desea, semillas de calabaza.

CAZUELA DE CALABAZA Y CERDO CON ESPECIAS DE COMINO

PREPARACIÓN:Cocine 30 minutos: 1 hora Rinde: 4 porciones

HOJAS DE MOSTAZA A LA PIMIENTA Y CALABAZA MOSCADAAGREGUE COLORES VIBRANTES Y UNA GRAN CANTIDAD DE VITAMINAS, FIBRA Y ÁCIDO FÓLICO A ESTE GUISO CONDIMENTADO CON SABORES DE EUROPA DEL ESTE.

1 1¼ a 1½ libras de paleta de cerdo
1 cucharada de pimentón
1 cucharada de comino, finamente picado
2 cucharaditas de mostaza seca
¼ de cucharadita de pimienta de cayena
2 cucharadas de aceite de coco refinado
8 onzas de champiñones frescos en rodajas finas
2 tallos de apio, cortados transversalmente en rodajas de 1 pulgada
1 cebolla roja pequeña, en rodajas finas
6 dientes de ajo, picados
5 tazas de caldo de huesos de pollo (ver<u>receta</u>) o caldo de pollo sin sal añadida
2 tazas de calabaza pelada en cubitos
3 tazas de hojas de mostaza o col rizada picadas en trozos gruesos
2 cucharadas de salvia fresca molida
¼ taza de jugo de limón fresco

1. Quite la grasa de la carne de cerdo. Corta la carne de cerdo en cubos de 1½ pulgadas; colocar en un tazón grande. En un tazón pequeño, mezcle el pimentón, el comino, la mostaza seca y la pimienta de cayena. Espolvorear sobre el cerdo y distribuir uniformemente.

2. En un horno de 4 a 5 cuartos, caliente el aceite de coco a fuego medio-alto. Agrega la mitad de la carne; cocine hasta que se dore, revolviendo ocasionalmente. Saca la carne de la sartén. Repita con la carne restante. apartar la carne.

3. Coloque los champiñones, el apio, la cebolla roja y el ajo en un horno holandés. Cocine por 5 minutos mientras revuelve ocasionalmente. Regrese la carne al horno holandés. Vierta con cuidado el caldo de hueso de pollo. hervir; Baja la calefaccion. Tape y cocine a fuego lento durante 45 minutos. Agregue la calabaza. Cubra y cocine a fuego lento durante otros 10 a 15 minutos, o hasta que el cerdo y la calabaza estén tiernos. Agregue las hojas de mostaza y la salvia. Cocine durante 2 a 3 minutos o hasta que el apio esté tierno. Agregue el jugo de limón.

FILETE RELLENO DE FRUTAS CON SALSA DE BRANDY

PREPARACIÓN:30 minutos Cocinar: 10 minutos Freír: 1 hora 15 minutos Reposar: 15 minutos Rinde: 8 a 10 porciones

ESTE ASADO ELEGANTE ES PERFECTO PARAOCASIÓN ESPECIAL O REUNIÓN FAMILIAR, ESPECIALMENTE EN OTOÑO. SUS SABORES –MANZANA, NUEZ MOSCADA, FRUTOS SECOS Y NUEZ– CAPTURAN LA ESENCIA DE ESTA TEMPORADA. SERVIR CON PURÉ DE BONIATO, ARÁNDANOS Y ENSALADA DE COL ASADA (VER<u>RECETA</u>).

CARNE ROSTIZADA
- 1 cucharada de aceite de oliva
- 2 tazas de manzanas Granny Smith picadas y peladas (alrededor de 2 medianas)
- 1 chalote, finamente picado
- 1 cucharada de tomillo fresco picado
- ¾ cucharadita de pimienta negra recién molida
- ⅛ cucharadita de nuez moscada molida
- ½ taza de albaricoques secos picados sin sulfurar
- ¼ taza de pecanas picadas, tostadas (ver<u>gratificación</u>)
- 1 taza de caldo de huesos de pollo (ver<u>receta</u>) o caldo de pollo sin sal añadida
- 1 asado de cerdo deshuesado de 3 libras (un lomo)

SALSA DE BRANDY
- 2 cucharadas de sidra de manzana
- 2 cucharadas de brandy
- 1 cucharadita de mostaza Dijon (ver<u>receta</u>)

Pimienta negra recién molida

1. Para el relleno, caliente el aceite de oliva en una sartén grande a fuego medio-alto. Agregue manzanas, chalotes, tomillo, ¼ de cucharadita de pimienta y nuez moscada; Cocine de 2 a 4 minutos o hasta que las manzanas y los chalotes estén suaves y ligeramente dorados, revolviendo ocasionalmente. Agregue los albaricoques, las nueces y 1 cucharada de caldo. Cocine sin tapar durante 1 minuto para ablandar los albaricoques. Retire de la estufa y reserve.

2. Precaliente el horno a 325°F. Corte el cerdo asado cortándolo a lo largo por la mitad del asado y recortándolo medio centímetro desde el otro lado. Desenvuelve el asado. Coloque la navaja en el corte en V de modo que quede mirando horizontalmente a un lado de la V y recorte hasta media pulgada del lado. Repita en el otro lado de la letra V. Desenrolle el asado y cubra con una envoltura de plástico. Golpee el asado desde el centro hacia los bordes con un mazo para carne hasta que tenga un grosor de aproximadamente 1 cm. Retire y deseche la envoltura de plástico. Extienda el relleno sobre el asado. Comenzando desde un lado más corto, enrolle el asado en espiral. Ate en varios lugares con hilo de cocina 100% algodón para mantener unido el asado.

3. Coloque el asado sobre la rejilla en una fuente poco profunda. Inserte un termómetro de horno en el centro del asado (no en el relleno). Hornee sin tapar durante 1 hora, 15 minutos a 1 hora, 30 minutos, o

hasta que el termómetro indique 145 °F. Retire el asado y cúbralo sin apretar con papel aluminio; Dejar reposar 15 minutos antes de rebanar.

4. Mientras tanto, para la salsa de brandy, combine el caldo restante y la sidra de manzana en la grasa de la sartén, batiendo para raspar los pedacitos dorados. Cuele los jugos en una cacerola mediana. hervir; cocina durante unos 4 minutos o hasta que la salsa se haya reducido en un tercio. Agregue el brandy y la mostaza Dijon. Sazone con pimienta adicional. La salsa se sirve con el cerdo asado.

CERDO ASADO AL ESTILO PORCHETTA

PREPARACIÓN: Marinar 15 minutos: Durante la noche: 40 minutos Hornear: 1 hora Rinde: 6 porciones

PORCHETTA TRADICIONAL ITALIANA (A VECES ESCRITO PORKETTA EN INGLÉS ESTADOUNIDENSE) ES UNA PECHUGA DESHUESADA RELLENA CON AJO, HINOJO, PIMIENTA Y HIERBAS COMO SALVIA O ROMERO, LUEGO SE ENSARTA Y SE ASA A LA PARRILLA SOBRE LEÑA. TAMBIÉN SUELE ESTAR MUY SALADO. ESTA VERSIÓN PALEO ES SIMPLIFICADA Y MUY SABROSA. SI LO DESEA, REEMPLACE LA SALVIA CON ROMERO FRESCO O USE UNA MEZCLA DE AMBAS HIERBAS.

- 1 lomo de cerdo deshuesado de 2 a 3 libras
- 2 cucharadas de semillas de hinojo
- 1 cucharadita de granos de pimienta negra
- ½ cucharadita de pimiento rojo triturado
- 6 dientes de ajo, picados
- 1 cucharada de cáscara de naranja finamente picada
- 1 cucharada de salvia fresca molida
- 3 cucharadas de aceite de oliva
- ½ taza de vino blanco seco
- ½ taza de caldo de huesos de pollo (ver receta) o caldo de pollo sin sal añadida

1. Saque el cerdo asado del refrigerador; Dejar a temperatura ambiente durante 30 minutos. En una sartén pequeña, tueste las semillas de hinojo a fuego medio-alto, revolviendo con frecuencia, durante unos

3 minutos o hasta que estén oscuras y fragantes; Frío. Colóquelo en un molinillo de especias o en un molinillo de café limpio. Agregue los granos de pimienta y el pimiento rojo molido. Moler hasta obtener una consistencia medianamente fina. (No muela hasta convertirlo en polvo.)

2. Precaliente el horno a 325°F. En un tazón pequeño, mezcle las especias molidas, el ajo, la cáscara de naranja, la salvia y el aceite de oliva hasta formar una pasta. Coloque el cerdo asado sobre una rejilla en una cacerola pequeña. Frote la mezcla sobre el cerdo. (Si lo desea, coloque la carne de cerdo sazonada en una fuente para hornear de vidrio de 9 × 13 × 2 pulgadas. Cubra con una envoltura de plástico y refrigere durante la noche para marinar. Antes de cocinar, transfiera la carne a una sartén y déjela reposar a temperatura ambiente durante 30 minutos antes de cocinar.)

3. Ase el cerdo durante 1 a 1½ horas o hasta que un termómetro de lectura instantánea indique 145 °F en el centro del asado. Coloque el asado en una tabla de cortar y cúbralo sin apretar con papel aluminio. Deje reposar de 10 a 15 minutos antes de rebanar.

4. Mientras tanto, vierta los jugos de la sartén en una taza medidora de vidrio. Desnatar la grasa de arriba; Poner a un lado. Coloque la sartén en la estufa. Vierta el vino y el caldo de hueso de pollo en la sartén. Llevar a ebullición a fuego medio-alto, revolviendo para eliminar los pedacitos dorados. Cocine durante

unos 4 minutos o hasta que la mezcla se haya reducido ligeramente. Agregue los jugos reservados; Carga. Cortar la carne de cerdo y servir con la salsa.

LOMO DE CERDO ESTOFADO CON TOMATILLO

PREPARACIÓN: 40 minutos Horneado: 10 minutos Cocción: 20 minutos Horneado: 40 minutos Tiempo de reposo: 10 minutos Rinde: 6 a 8 porciones

LOS TOMATES TIENEN UNA CAPA PEGAJOSA Y JUGOSA.BAJO SU PIEL DE PAPEL. DESPUES DE QUITAR LAS CASCARAS, ENJUAGALAS RAPIDAMENTE CON AGUA CORRIENTE Y ESTARAN LISTAS PARA USAR.

- 1 libra de tomates, pelados, sin tallo y lavados
- 4 chiles serranos, despalillados, sin semillas y partidos por la mitad (ver gratificación)
- 2 jalapeños, sin tallo, sin semillas y partidos por la mitad (ver gratificación)
- 1 pimiento amarillo grande, sin tallo, sin semillas y cortado a la mitad
- 1 pimiento naranja grande, sin tallo, sin semillas y cortado a la mitad
- 2 cucharadas de aceite de oliva
- 1 asado de lomo de cerdo deshuesado de 2 a 2½ libras
- 1 cebolla amarilla grande, pelada, cortada por la mitad y en rodajas finas
- 4 dientes de ajo, picados
- ¾ taza de agua
- ¼ taza de jugo de limón fresco
- ¼ taza de cilantro fresco

1. Precaliente los asadores a temperatura alta. Cubre la bandeja para hornear con papel aluminio. Coloque los tomates, los chiles serranos, los jalapeños y los pimientos en la bandeja para hornear preparada. Ase

las verduras a 4 pulgadas del fuego hasta que estén bien carbonizadas, volteando los tomates de vez en cuando y retirando las verduras si están carbonizadas, aproximadamente de 10 a 15 minutos. Coloque el serrano, los jalapeños y los tomates en un tazón. Coloca los pimientos en un plato. Deje las verduras a un lado para que se enfríen.

2. Caliente el aceite en una sartén grande a fuego medio-alto hasta que brille. Seque el cerdo asado con toallas de papel limpias y agréguelo a la sartén. Dore bien por todos lados y deje que el asado se tueste uniformemente. Coloca el asado en un plato. Reduzca el fuego a medio. Agrega la cebolla a la sartén; cocine y revuelva durante 5 a 6 minutos o hasta que estén doradas. Agrega el ajo; Deja que se cocine por 1 minuto más. Retire la sartén de la estufa.

3. Precaliente el horno a 350°F. Para la salsa de tomatillo, combine los tomates, los serranos y los jalapeños en un procesador de alimentos o licuadora. Cubra y revuelva o procese hasta que quede suave; Agregue la cebolla a la sartén. Calentar la sartén de nuevo. hervir; Cocine durante 4 a 5 minutos o hasta que la mezcla esté oscura y espesa. Agregue el agua, el jugo de limón y el cilantro.

4. Extienda la salsa de tomate en una fuente poco profunda o en una fuente para horno rectangular de 3 litros. Coloque el cerdo asado en la salsa. Cubra bien con papel de aluminio. Hornee durante 40 a 45

minutos o hasta que un termómetro de lectura instantánea indique 140 °F en el centro del asado.

5. Cortar el pimiento en tiras. Agregue la salsa de tomatillo en la sartén. Estire la carpa con papel de aluminio; Dejar durante 10 minutos. una rebanada de carne; revuelve la salsa. Sirva generosamente la carne de cerdo en rodajas con la salsa de tomatillo.

SOLOMILLO DE CERDO RELLENO DE ALBARICOQUES

PREPARACIÓN: 20 minutos Horneado: 45 minutos De pie: 5 minutos Rinde: 2 a 3 porciones

- 2 albaricoques frescos medianos, picados en trozos grandes
- 2 cucharadas de pasas sin sulfuro
- 2 cucharadas de nueces picadas
- 2 cucharaditas de jengibre fresco rallado
- ¼ de cucharadita de cardamomo molido
- 1 lomo de cerdo de 12 onzas
- 1 cucharada de aceite de oliva
- 1 cucharada de mostaza Dijon (ver receta)
- ¼ cucharadita de pimienta negra

1. Precaliente el horno a 375°F. Cubra la bandeja para hornear con papel de aluminio; Coloque la bandeja para hornear en la bandeja para hornear.

2. Mezcle los albaricoques, las pasas, las nueces, el jengibre y el cardamomo en un tazón pequeño.

3. Cortar la mitad del cerdo a lo largo, dejando 1 cm del otro lado. levanta la mariposa. Coloque la carne de cerdo entre dos capas de envoltura de plástico. Usando el lado plano de un mazo para carne, golpee ligeramente la carne hasta que tenga un grosor de aproximadamente 1/2 pulgada. Dobla la parte de atrás para hacer un rectángulo parejo. Golpee la carne ligeramente para lograr un espesor uniforme.

4. Extienda la mezcla de albaricoque sobre el cerdo. Comience en el extremo angosto y enrolle la carne de cerdo. Ate con hilo de cocina 100% algodón, primero por la mitad, luego a intervalos de 1 cm. Coloque el asado en la parrilla.

5. Mezcle el aceite de oliva y la mostaza Dijon. extender sobre el asado. Espolvorea el asado con pimienta. Hornee durante 45 a 55 minutos o hasta que un termómetro de lectura instantánea indique 140 °F en el centro del asado. Deje reposar de 5 a 10 minutos antes de rebanar.

SOLOMILLO DE CERDO CON COSTRA DE HIERBAS Y ACEITE DE AJO CRUJIENTE

PREPARACIÓN:15 minutos Asar: 30 minutos Hervir: 8 minutos Reposar: 5 minutos Rinde: 6 porciones

⅓ taza de mostaza Dijon (ver receta)
¼ taza de perejil fresco picado
2 cucharadas de tomillo fresco picado
1 cucharada de romero fresco picado
½ cucharadita de pimienta negra
2 lomos de cerdo, 12 onzas cada uno
½ taza de aceite de oliva
¼ taza de ajo fresco picado
¼ a 1 cucharadita de pimiento rojo triturado

1. Precaliente el horno a 450°F. Cubra la bandeja para hornear con papel de aluminio; Coloque la bandeja para hornear en la bandeja para hornear.

2. En un tazón pequeño, mezcle la mostaza, el perejil, el tomillo, el romero y la pimienta negra hasta formar una pasta. Extienda la mezcla de mostaza y hierbas sobre la parte superior y los costados del cerdo. Transfiera la carne de cerdo a la asadera. poner el asado en el horno; Reduzca la temperatura a 375°F. Hornee durante 30 a 35 minutos o hasta que un termómetro de lectura instantánea indique 140 °F en el centro del asado. Deje reposar de 5 a 10 minutos antes de rebanar.

3. Mientras tanto, para el aceite de ajo, combine el aceite de oliva y el ajo en una cacerola pequeña. Cocine a fuego medio-alto durante 8 a 10 minutos, o hasta que el ajo esté dorado y comience a crujir (no deje que el ajo se queme). Retire de la estufa; agregue la pimienta roja molida. rebanada de cerdo; Antes de servir, rocíe las rebanadas con aceite de ajo.

CERDO ESPECIADO INDIO CON SALSA DE COCO

EMPEZAR A ACABAR:20 minutos significa: 2 porciones

3 cucharaditas de curry en polvo
2 cucharaditas de garam masala sin sal
1 cucharadita de comino molido
1 cucharadita de cilantro molido
1 lomo de cerdo de 12 onzas
1 cucharada de aceite de oliva
½ taza de leche de coco natural (como la marca Nature's Way)
¼ taza de cilantro fresco
2 cucharadas de menta fresca pelada

1. En un tazón pequeño, mezcle 2 cucharaditas de curry en polvo, garam masala, comino y cilantro. Corta la carne de cerdo en rebanadas de ½ pulgada de grosor; Espolvorear con especias. .

2. Caliente el aceite de oliva en una sartén grande a fuego medio-alto. Agrega las chuletas de cerdo a la sartén; Cocine por 7 minutos, volteando una vez. Retire el cerdo de la sartén. cubrir para mantener el calor. Para la salsa, agregue la leche de coco y 1 cucharadita restante de curry en polvo a la sartén y revuelva para raspar cualquier trozo. Cocine a fuego lento durante 2 a 3 minutos. Agregue el cilantro y la menta. Agrega la carne de cerdo; cocine hasta que se caliente, vierta la salsa sobre el cerdo.

ESCALOPINI DE CERDO CON MANZANAS ESPECIADAS Y CASTAÑAS

PREPARACIÓN:Cocinar por 20 minutos: Hacer 15 minutos: 4 porciones

- 2 lomos de cerdo, 12 onzas cada uno
- 1 cucharada de cebolla en polvo
- 1 cucharada de ajo en polvo
- ½ cucharadita de pimienta negra
- 2 a 4 cucharadas de aceite de oliva
- 2 manzanas Fuji o Pink Lady, peladas, sin corazón y picadas
- ¼ taza de chalotes finamente picados
- ¾ cucharadita de canela molida
- ⅛ cucharadita de clavo molido
- ⅛ cucharadita de nuez moscada molida
- ½ taza de caldo de huesos de pollo (ver<u>receta</u>) o caldo de pollo sin sal añadida
- 2 cucharadas de jugo de limón fresco
- ½ taza de castañas asadas sin cáscara, picadas* o pecanas picadas
- 1 cucharada de salvia fresca molida

1. Corte los filetes en diagonal en rodajas de ½ pulgada de grosor. Coloque las rebanadas de cerdo entre dos capas de envoltura de plástico. Batir con el lado plano de un mazo para carne. Espolvorea las rodajas con cebolla en polvo, ajo en polvo y pimienta negra.

2. Caliente 2 cucharadas de aceite de oliva en una sartén grande a fuego medio-alto. Cocine la carne de cerdo en lotes durante 3 a 4 minutos, volteándola una vez y agregando aceite según sea necesario. Transfiera la carne de cerdo a un plato; cubra y mantenga caliente.

3. Aumente el fuego a medio-alto. Agregue las manzanas, los chalotes, la canela, los clavos y la nuez moscada. Hervir y revolver durante 3 minutos. Agregue el caldo de hueso de pollo y el jugo de limón. Tape y cocine por 5 minutos. Retire de la estufa; Agregue las castañas y la salvia. Sirva la mezcla de manzana sobre el cerdo.

*Nota: Precaliente el horno a 400°F para asar las castañas. Haga una X en un lado de la cáscara de la castaña, esto permite que la cáscara se afloje durante la cocción. Coloque las castañas en una bandeja para hornear y áselas durante 30 minutos o hasta que la piel se separe de las nueces y las nueces estén blandas. Envuelve la castaña asada en un paño de cocina limpio. Pelar y pelar las nueces de color blanco amarillento.

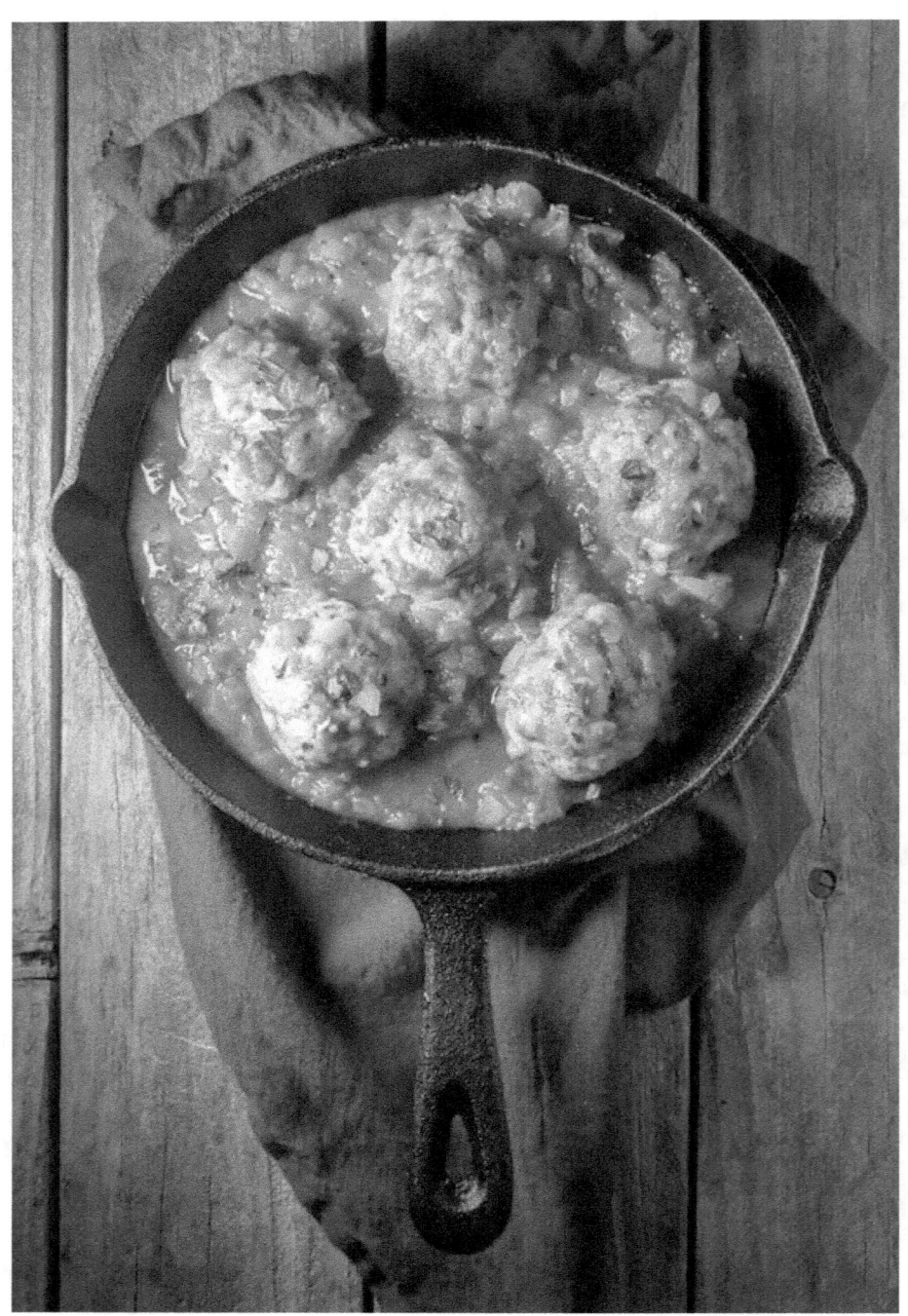

FAJITA DE CERDO SALTEADO

PREPARACIÓN:Cocinar 20 minutos: Hacer 22 minutos: 4 porciones

- 1 libra de lomo de cerdo, cortado en tiras de 2 pulgadas
- 3 cucharadas de condimento para fajitas sin sal o condimento mexicano (ver receta)
- 2 cucharadas de aceite de oliva
- 1 cebolla pequeña, en rodajas finas
- ½ pimiento rojo, sin semillas y en rodajas finas
- ½ pimiento naranja, sin semillas y en rodajas finas
- 1 jalapeño, sin tallo y en rodajas finas (ver gratificación) (Opcional)
- ½ cucharadita de comino
- 1 taza de champiñones frescos en rodajas finas
- 3 cucharadas de jugo de limón fresco
- ½ taza de cilantro fresco picado
- 1 aguacate, sin hueso, pelado y cortado en cubitos
- Salsa preferida (ver recetas)

1. Espolvorea la carne de cerdo con 2 cucharadas de condimento para fajitas. Caliente 1 cucharada de aceite en una sartén muy grande a fuego medio-alto. Agrega la mitad del cerdo; cocine y revuelva durante aproximadamente 5 minutos o hasta que ya no esté rosado. Colocar la carne en un bol y tapar para mantener caliente. Repita con el resto del aceite y la carne de cerdo.

2. Ajuste el fuego a medio. Agregue la cucharada restante de condimento para fajitas, cebolla, pimiento,

jalapeño y comino. Cocine y revuelva durante unos 10 minutos o hasta que las verduras estén tiernas. Regrese toda la carne y los jugos acumulados a la sartén. Agregue los champiñones y el jugo de lima. Cocine hasta que se caliente por completo. Retire la sartén de la estufa. Agregue el cilantro. Sirve con aguacate y la salsa de tu preferencia.

SOLOMILLO DE CERDO CON OPORTO Y CIRUELAS

PREPARACIÓN:10 minutos asado: 12 minutos reposando: 5 minutos Rinde: 4 porciones

EL OPORTO ES UN VINO ALCOHÓLICOESTO SIGNIFICA QUE LE HAN AGREGADO UN BRANDY PARECIDO AL BRANDY, QUE DETIENE EL PROCESO DE FERMENTACIÓN. ESTO SIGNIFICA QUE TIENE MÁS AZÚCAR RESIDUAL QUE EL VINO TINTO DE MESA Y, EN CONSECUENCIA, TIENE UN SABOR MÁS DULCE. NO ES ALGO QUE QUIERAS BEBER TODOS LOS DÍAS, PERO ESTÁ BIEN USARLO OCASIONALMENTE PARA COCINAR.

- 2 lomos de cerdo, 12 onzas cada uno
- 2½ cucharaditas de cilantro molido
- ¼ cucharadita de pimienta negra
- 2 cucharadas de aceite de oliva
- 1 chalote, en rodajas
- ½ taza de oporto
- ½ taza de caldo de huesos de pollo (ver receta) o caldo de pollo sin sal añadida
- 20 ciruelas pasas sin hueso
- ½ cucharadita de pimiento rojo triturado
- 2 cucharaditas de estragón fresco pelado

1. Precaliente el horno a 400°F. Espolvorea la carne de cerdo con 2 cucharaditas de cilantro y pimienta negra.

2. En una sartén grande para horno, caliente el aceite de oliva a fuego medio-alto. Agregue los filetes a la

sartén. Hornee por todos lados y hornee uniformemente durante unos 8 minutos. Coloque la sartén en el horno. Hornee, sin tapar, durante unos 12 minutos o hasta que un termómetro de lectura instantánea indique 140 °F en el centro del asado. Transfiera los filetes a una tabla de cortar. Cubra con papel de aluminio y deje reposar durante 5 minutos.

3. Mientras tanto, vierta la grasa de la sartén para la salsa, reservando 1 cucharada. Cocine las chalotas en la grasa reservada en una sartén a fuego medio-alto durante unos 3 minutos, o hasta que estén doradas y blandas. Agregue el oporto a la sartén. Llevar a ebullición y remover para eliminar cualquier parte dorada. Agregue el caldo de hueso de pollo, las ciruelas pasas, el pimiento rojo triturado y la ½ cucharadita restante de cilantro. Cocine a fuego medio-alto durante aproximadamente 1 a 2 minutos para reducir ligeramente. Agregue el estragón.

4. Rebane la carne de cerdo y sirva con ciruelas pasas y salsa.

CERDO AL ESTILO MOO SHU EN UNA ENSALADERA CON VERDURAS EN ESCABECHE

EMPEZAR A ACABAR: 45 minutos significa: 4 comidas

SI TUVIERAS UN PLATO TRADICIONAL DE MOO SHU EN UN RESTAURANTE CHINO, SABRÁ QUE ES UN SABROSO RELLENO DE CARNE Y VEGETALES SERVIDO EN PANQUEQUES DELGADOS CON UNA SALSA DULCE DE CIRUELA O HOISIN. ESTA VERSIÓN PALEO MÁS LIGERA Y FRESCA INCLUYE CARNE DE CERDO, BOK CHOY Y CHAMPIÑONES SHIITAKE SALTEADOS CON JENGIBRE Y AJO Y SERVIDOS EN LECHUGA CON PEPINILLOS CRUJIENTES.

VEGETALES EN ESCABECHE
　1 taza de zanahorias en juliana
　1 taza de rábano daikon, en juliana
　¼ taza de cebolla roja
　1 taza de jugo de manzana sin azúcar
　½ taza de vinagre de sidra de manzana

CERDO
　2 cucharadas de aceite de oliva o aceite de coco refinado
　3 huevos, ligeramente batidos
　8 onzas de lomo de cerdo, cortado en tiras de 2 × ½ pulgadas
　2 cucharaditas de jengibre fresco picado
　4 dientes de ajo, picados
　2 tazas de repollo Napa en rodajas finas
　1 taza de hongos shiitake en rodajas finas

¼ de taza de cebollas tiernas en rodajas finas
8 hojas de lechuga Boston

1. Para encurtidos rápidos, combine las zanahorias, el daikon y la cebolla en un tazón grande. Para la salmuera, calienta el jugo de manzana y el vinagre en una sartén hasta que suba el vapor. Vierta la salmuera sobre las verduras en el recipiente; Cubrir y refrigerar hasta servir.

2. Caliente 1 cucharada de aceite en una sartén grande a fuego medio-alto. Batir ligeramente los huevos con un batidor. poner los huevos en la sartén; cocina sin revolver hasta que llegue al fondo, unos 3 minutos. Voltee suavemente el huevo con una espátula flexible y cocine del otro lado. Deslice los huevos de la sartén a un plato.

3. Vuelva a calentar la sartén. agregue 1 cucharada de aceite restante. Agregue las tiras de cerdo, el jengibre y el ajo. Cocine y revuelva a fuego medio-alto durante unos 4 minutos o hasta que el cerdo ya no esté rosado. Agrega el repollo y los champiñones; cocine, revolviendo, aproximadamente 4 minutos o hasta que el repollo se ablande, los champiñones estén suaves y el cerdo esté completamente cocido. Retire la sartén de la estufa. Cortar el huevo cocido en tiras. Doble suavemente las tiras de huevo y las cebolletas en la mezcla de carne de cerdo. Sirva en hojas de lechuga y cubra con verduras en escabeche.

CHULETAS DE CERDO CON NUECES DE MACADAMIA, SALVIA, HIGOS Y PURE DE BONIATO

PREPARACION:Cocinar 15 minutos: Hacer 25 minutos: 4 porciones

COMBINADO CON PURE DE BONIATO,ESTAS JUGOSAS CHULETAS CUBIERTAS DE SALVIA SON PERFECTAS PARA UNA COMIDA DE OTOÑO Y SE PREPARAN RAPIDAMENTE, LO QUE LAS HACE PERFECTAS PARA UNA SEMANA OCUPADA.

- 4 chuletas de cerdo sin hueso, rebanadas de 1¼ pulgadas de grosor
- 3 cucharadas de salvia fresca molida
- ¼ cucharadita de pimienta negra
- 3 cucharadas de aceite de macadamia
- 2 libras de batatas, peladas y cortadas en trozos de 1 pulgada
- ¾ taza de nueces de macadamia picadas
- ½ taza de higos secos picados
- ⅓ taza de caldo de hueso de res (ver_receta_) o caldo de res sin sal añadida
- 1 cucharada de jugo de limón fresco

1. Espolvorea las chuletas de cerdo por ambos lados con 2 cucharadas de salvia y pimienta. frotar con los dedos. Caliente 2 cucharadas de aceite en una sartén grande a fuego medio-alto. Agrega las chuletas a la sartén; Cocine durante 15 a 20 minutos o hasta que esté cocido (145°F), volteando una vez a la mitad de la

cocción. Transfiera las chuletas a un plato; cubrir para mantener el calor.

2. En una cacerola grande, mezcle las batatas y suficiente agua para cubrir. hervir; Baja la calefaccion. Tape y cocine a fuego lento durante 10 a 15 minutos o hasta que las papas estén tiernas. Escurrir las papas. Agregue la cucharada restante de aceite de macadamia a las papas y haga un puré cremoso. mantener caliente

3. Para la salsa, agregue nueces de macadamia a la sartén. Cocine a fuego medio hasta que estén tostados. Agrega los higos secos y la cucharada restante de salvia; Deja que se cocine durante 30 segundos. Agregue el caldo de hueso de res y el jugo de limón a la sartén y revuelva para raspar los trozos dorados. Vierta la salsa sobre las chuletas de cerdo y sirva con puré de camote.

CHULETAS DE CERDO ASADAS CON ROMERO Y LAVANDA CON UVAS Y NUECES TOSTADAS

PREPARACION: Cocinar por 10 minutos: freír por 6 minutos: preparar por 25 minutos: 4 porciones

ASAR LAS UVAS JUNTO CON LAS CHULETAS DE CERDO. REALZA SU SABOR Y DULZURA. JUNTO CON LAS NUECES TOSTADAS CRUJIENTES Y UNA PIZCA DE ROMERO FRESCO, SON UN ADEREZO MARAVILLOSO PARA ESTAS SUSTANCIOSAS CHULETAS.

- 2 cucharadas de romero fresco picado
- 1 cucharada de lavanda fresca pelada
- ½ cucharadita de ajo en polvo
- ½ cucharadita de pimienta negra
- 4 chuletas de cerdo, rebanadas de 1¼ pulgadas de grosor (alrededor de 3 libras)
- 1 cucharada de aceite de oliva
- 1 chalote grande, en rodajas finas
- 1½ tazas de uvas rojas y/o verdes sin semillas
- ½ taza de vino blanco seco
- ¾ taza de nueces picadas gruesas

Picar el romero fresco

1. Precaliente el horno a 375°F. En un tazón pequeño, combine 2 cucharadas de romero, lavanda, ajo en polvo y pimienta. Frote la mezcla de hierbas uniformemente en las chuletas de cerdo. En una sartén a prueba de horno muy grande, caliente el aceite de oliva a fuego medio-alto. Agrega las chuletas

a la sartén; Cocine durante 6 a 8 minutos o hasta que se dore por ambos lados. Transfiera las chuletas a un plato; Cubrir con papel aluminio.

2. Agregue los chalotes a la sartén. Cocine y revuelva a fuego medio durante 1 minuto. Agrega las uvas y el vino. Cocine por otros 2 minutos, revolviendo para eliminar los pedacitos dorados. Regrese las chuletas de cerdo a la sartén. Coloque la sartén en el horno. Hornee durante 25 a 30 minutos o hasta que las chuletas estén listas (145 °F).

3. Mientras tanto, coloque las nueces en una fuente para horno poco profunda. Llevar al horno con las chuletas. Ase durante aproximadamente 8 minutos o hasta que se dore, revolviendo una vez para que se dore uniformemente.

4. Para servir, cubra la chuleta de cerdo con uvas y nueces tostadas. Espolvorear con romero fresco.

CHULETAS DE CERDO ALLA FIORENTINA CON RABE DE BRÓCOLI A LA PARRILLA

PREPARACIÓN:20 minutos Asar a la parrilla: 20 minutos Marinar: 3 minutos Rinde: 4 porciones**FOTOGRAFÍA**

"ALA FIORENTINA" QUE SIGNIFICA BÁSICAMENTE "AL ESTILO DE FLORENCIA". ESTA RECETA SE BASA EN BISTECCA ALLA FIORENTINA, UN T-BONE TOSCANO A LA PARRILLA SOBRE UN FUEGO DE LEÑA CON EL MÁS SIMPLE DE LOS SABORES, GENERALMENTE SOLO ACEITE DE OLIVA, SAL, PIMIENTA NEGRA Y UN CHORRITO DE LIMÓN FRESCO PARA TERMINAR.

- 1 libra de brócoli rabe
- 1 cucharada de aceite de oliva
- 4 chuletas de cerdo con hueso de 6 a 8 onzas, rebanadas de 1½ a 2 pulgadas de grosor
- Pimienta negra molida gruesa
- 1 limón
- 4 dientes de ajo, en rodajas finas
- 2 cucharadas de romero fresco picado
- 6 hojas de salvia fresca, picadas
- 1 cucharadita de hojuelas de pimiento rojo triturado (o al gusto)
- ½ taza de aceite de oliva

1. Blanquee el brócoli rabe en una cacerola grande con agua hirviendo durante 1 minuto. Transfiera inmediatamente a un recipiente con agua helada. Una vez que el brócoli se haya enfriado, escúrralo en una

bandeja para hornear forrada con toallas de papel y séquelo tanto como sea posible con toallas de papel adicionales. Retire las toallas de papel de la bandeja para hornear. Rocíe 1 cucharada de aceite de oliva sobre el brócoli y mezcle. reservar hasta que esté listo para asar.

2. Espolvorea las chuletas de cerdo por ambos lados con pimienta molida gruesa. Poner a un lado. Use un pelador de verduras para quitar las tiras de cáscara del limón (guarde el limón para otro uso). En un plato grande para servir, esparcir tiras de ralladura de limón, ajo picado, romero, salvia y pimiento rojo picado; Poner a un lado.

3. Para una parrilla de carbón, mueva la mayoría de las brasas calientes a un lado de la parrilla y deje algunas brasas debajo del otro lado de la parrilla. Dore las chuletas directamente sobre las brasas durante 2 a 3 minutos o hasta que estén doradas. Voltee las chuletas y fría el otro lado por otros 2 minutos. Mueve las chuletas al otro lado de la parrilla. Cubra y cocine a la parrilla durante 10 a 15 minutos o hasta que esté listo (145°F). (Para la parrilla de gas, precaliente la parrilla; reduzca el fuego en un lado de la parrilla a medio. Dore las chuletas a fuego alto como se indicó anteriormente. Muévase al lado central de la parrilla; proceda como se indicó anteriormente).

4. Transfiera las chuletas a un plato. Rocíe las chuletas con ½ taza de aceite de oliva y voltéelas para

cubrirlas por ambos lados. Permita que las chuletas se marinen durante 3 a 5 minutos antes de servir, volteándolas una o dos veces para infundir la carne con los sabores de la ralladura de limón, el ajo y las hierbas.

5. Mientras las chuletas descansan, asa el brócoli a la parrilla hasta que esté ligeramente carbonizado y bien caliente. Sirva el brócoli rabe con las chuletas de cerdo en un plato; Antes de servir, vierta un poco de la marinada sobre cada chuleta y el brócoli rabe.

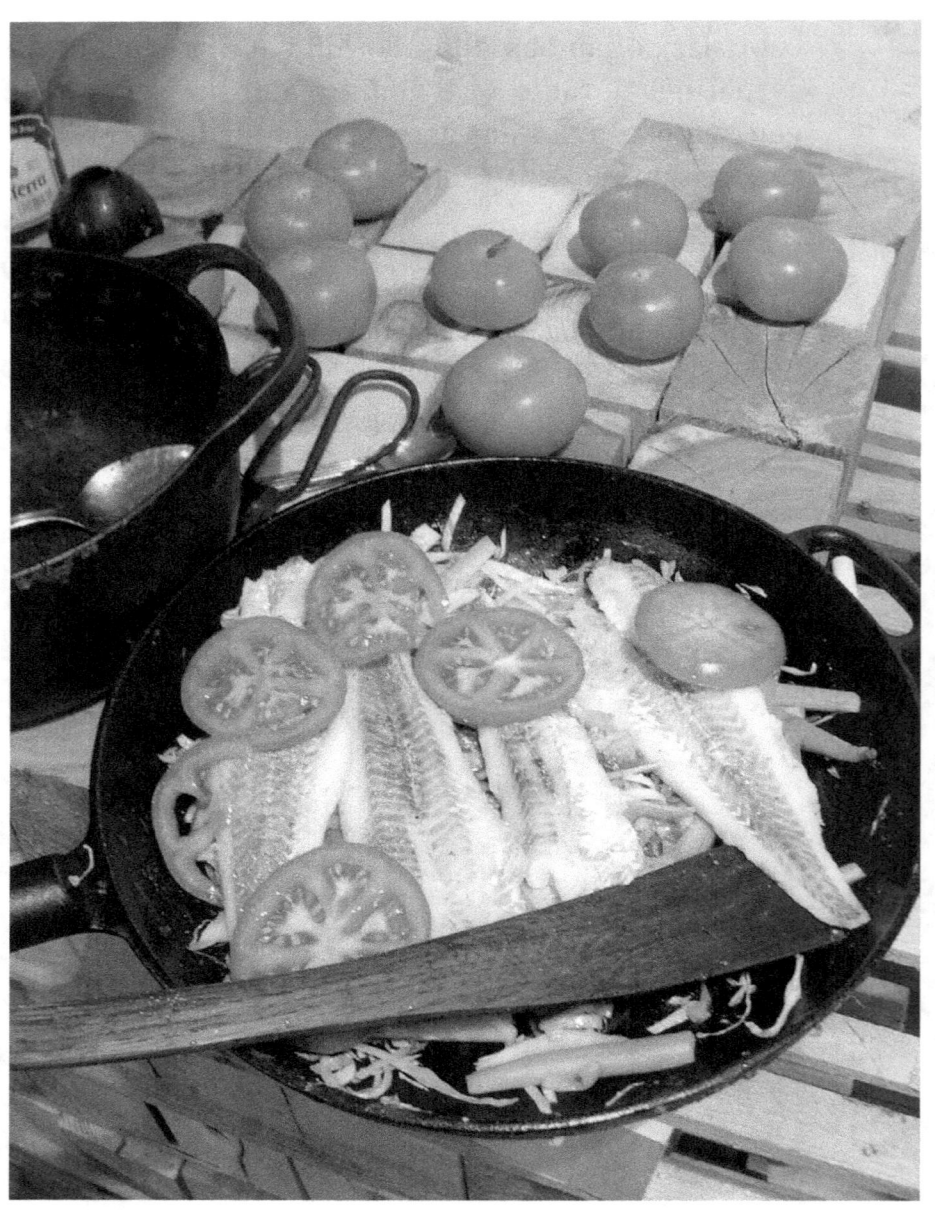

PAVO ASADO CON PURÉ DE AJO

PREPARACIÓN:1 hora Hornear: 2 horas 45 minutos Reposar: 15 minutos Rinde: 12 a 14 porciones

ENCUENTRA UN PAVO QUE TENGANO INYECTE SOLUCIÓN SALINA. SI LA ETIQUETA DICE "REFORZADO" O "AUTOADHESIVO", PROBABLEMENTE ESTÉ LLENO DE SODIO Y OTROS ADITIVOS.

1 pavo de 12 a 14 libras

2 cucharadas de especias mediterráneas (ver<u>receta</u>)

¼ taza de aceite de oliva

3 libras de zanahorias medianas, peladas, rebanadas y cortadas por la mitad o en cuartos a lo largo

1 receta de puré de ajo de raíz (ver<u>receta</u>, abajo)

1. Precaliente el horno a 425°F. Retire el cuello y las menudencias del pavo; reservar para otro uso si se desea. Despegue suavemente la piel del borde del seno. Inserta tus dedos debajo de la piel para crear un bolsillo en el pecho y sobre las baquetas. Coloque 1 cucharada de condimento mediterráneo debajo de la piel; Use sus dedos para distribuirlo uniformemente sobre su pecho y tímpanos. Tire de la piel del cuello hacia atrás. Pin con un pincho. Meta los extremos de las baquetas debajo de la correa de cuero sobre la cola. Si no hay una correa de cuero, ate los palillos firmemente a la cola con hilo de cocina 100% algodón. Meta las puntas de las alas debajo de la espalda.

2. Coloque el pavo, con la pechuga hacia arriba, sobre una rejilla en una fuente grande poco profunda. Cepille el pavo con 2 cucharadas de aceite. Espolvorea el pavo con las especias mediterráneas restantes. Inserte un termómetro para carne en el centro del músculo interno del muslo. El termómetro no debe tocar el hueso. Cubra el pavo sin apretar con papel aluminio.

3. Asar durante 30 minutos. Reduzca la temperatura del horno a 325° F. Hornee durante 1½ horas. Mezcle las zanahorias y las 2 cucharadas de aceite restantes en un tazón muy grande. ponte el abrigo. Coloque las zanahorias en una fuente grande para hornear. Retire el papel aluminio del pavo y corte la piel o el hilo entre los palitos. Ase las zanahorias y el pavo durante 45 minutos a 1¼ horas más, o hasta que el termómetro indique 175 °F.

4. Retire el pavo del horno. Página principal; Deje reposar de 15 a 20 minutos antes de tallar. Sirva el pavo con puré de zanahoria y ajo.

Puré de raíz de ajo: corte y pele de 3 a 3½ libras de rutabagas y de 1½ a 2 libras de raíz de apio; cortar en trozos de 2 pulgadas. En una cacerola de 6 cuartos, cocine los colinabos y la raíz de apio en suficiente agua hirviendo para cubrirlos durante 25 a 30 minutos o hasta que estén muy tiernos. En una sartén pequeña, combine 3 cucharadas de aceite extra virgen y 6 a 8 dientes de ajo picados. Cocine a fuego lento durante 5 a 10 minutos, o hasta que el ajo esté fragante pero no dorado. Agregue con cuidado ¾ taza de caldo de huesos de pollo (ver receta) o caldo de pollo sin sal añadida. hervir; retirar de la estufa. Escurrir las verduras y devolverlas a la olla. Triture las verduras con un machacador de papas o bata con una batidora eléctrica a baja temperatura. Agregue ½ cucharadita de pimienta negra. Gradualmente haga puré o agregue la sopa hasta que las verduras estén combinadas y casi suaves. Agregue otro ¼ de taza de caldo de huesos de pollo si es necesario para alcanzar el espesor deseado.

PECHUGA DE PAVO RELLENA CON SALSA PESTO Y RÚCULA

PREPARACIÓN:30 minutos Hornear: 1 hora 30 minutos
Reposar: 20 minutos Rinde: 6 porciones

ESTO ES PARA LOS AMANTES DE LA CARNE BLANCA.POR FUERA - PECHUGA DE PAVO CRUJIENTE RELLENA DE TOMATES SECOS, ALBAHACA Y ESPECIAS MEDITERRÁNEAS. LAS SOBRAS HACEN UN GRAN ALMUERZO.

1 taza de tomates secos (sin aceite)
1 mitad de pechuga de pavo deshuesada y sin piel de 4 libras
3 cucharaditas de especias mediterráneas (ver receta)
1 taza de hojas de albahaca fresca envueltas holgadamente
1 cucharada de aceite de oliva
8 onzas de rúcula tierna
3 tomates grandes, cortados por la mitad y en rodajas
¼ taza de aceite de oliva
2 cucharadas de vinagre de vino tinto
pimienta negra
1½ tazas de pesto de albahaca (ver receta)

1. Precaliente el horno a 375°F. En un tazón pequeño, vierta suficiente agua hirviendo sobre los tomates secados al sol para cubrirlos. deja reposar por 5 minutos; escurrir y picar finamente.

2. Coloque la pechuga de pavo con la piel hacia abajo sobre una hoja grande de plástico para envolver. Coloque otra hoja de envoltura de plástico sobre el pavo. Usando el lado plano de un mazo para carne, golpee suavemente la pechuga hasta que tenga un

grosor uniforme de aproximadamente 1 cm. Deseche la envoltura de plástico. Espolvorea 1½ cucharaditas de especias mediterráneas sobre la carne. Espolvorea los tomates y las hojas de albahaca encima. Enrolle con cuidado la pechuga de pavo, dejando la piel por fuera. Usando hilo de cocina 100% algodón, ate el asado en cuatro a seis lugares para asegurarlo. Pincelar con 1 cucharada de aceite de oliva. Espolvorea el asado con las 1½ cucharaditas restantes de especias mediterráneas.

3. Coloque el asado, con la piel hacia arriba, sobre una rejilla en una fuente poco profunda. Hornee sin tapar durante una hora y media, o hasta que un termómetro de lectura instantánea insertado cerca del centro indique 165 °F y la piel esté dorada y crujiente. Retire el pavo del horno. Cubrir con papel aluminio; Dejar reposar 20 minutos antes de rebanar.

4. Para la ensalada de rúcula, combine la rúcula, los tomates, ¼ de taza de aceite de oliva, vinagre y pimienta al gusto en un tazón grande. Retire las cuerdas del asado. Cortar el pavo en rodajas finas. Servir con rúcula y pesto de albahaca.

PECHUGA DE PAVO SAZONADA CON SALSA BBQ DE CEREZAS

PREPARACIÓN: 15 minutos Al horno: 1 hora 15 minutos De pie: 45 minutos Rinde: 6 a 8 porciones

ESTA ES UNA BUENA RECETA PARASIRVE A UNA MULTITUD EN LA PARRILLA DEL PATIO TRASERO SI QUIERES HACER ALGO MÁS QUE HAMBURGUESAS. SÍRVELO CON UNA ENSALADA CRUJIENTE, COMO LA ENSALADA DE BRÓCOLI CRUJIENTE (VER<u>RECETA</u>) O ENSALADA DE COLES DE BRUSELAS RALLADAS (VER<u>RECETA</u>).

1 pechuga de pavo entera con hueso de 4 a 5 libras

3 cucharadas de especias ahumadas (ver<u>receta</u>)

2 cucharadas de jugo de limón fresco

3 cucharadas de aceite de oliva

1 taza de vino blanco seco, como sauvignon blanc

1 taza de cerezas Bing sin azúcar, frescas o congeladas, sin hueso y en rodajas

⅓ taza de agua

1 taza de salsa BBQ (ver<u>receta</u>)

1. Deje reposar la pechuga de pavo a temperatura ambiente durante 30 minutos. Precaliente el horno a 325°F. Coloque la pechuga de pavo con la piel hacia arriba en la rejilla de la asadera.

2. En un tazón pequeño, mezcle las especias ahumadas, el jugo de limón y el aceite de oliva hasta formar una pasta. Separar la piel de la carne; Extienda

suavemente la mitad de la pasta sobre la carne debajo de la piel. Extienda la pasta restante uniformemente sobre la piel. Vierta el vino en el fondo de la sartén.

3. Hornee durante 1¼ a 1½ horas, o hasta que la piel esté dorada y un termómetro de lectura instantánea insertado en el centro del asado (sin tocar el hueso) indique 170 °F. Voltee la sartén a la mitad del tiempo de cocción. Deje reposar de 15 a 30 minutos antes de tallar.

4. Mientras tanto, para hacer la salsa barbacoa de cerezas, combine las cerezas y el agua en una cacerola mediana. hervir; Baja la calefaccion. Cocine a fuego lento sin tapar durante 5 minutos. incorpora la salsa barbacoa; Cocine a fuego lento durante 5 minutos. Sirva tibio o a temperatura ambiente con pavo.

FILETE DE PAVO ESTOFADO EN VINO

PREPARACIÓN:30 minutos de cocción: 35 minutos
significa: 4 porciones

COCINE EL PAVO ASADO EN UNA SARTÉNLA COMBINACIÓN DE VINO, TOMATES ROMA EN RODAJAS, CALDO DE POLLO, HIERBAS FRESCAS Y PIMIENTO ROJO MOLIDO LE DA UN EXCELENTE SABOR. SIRVA ESTE PLATO PARECIDO A UN GUISO EN TAZONES POCO PROFUNDOS Y CON CUCHARAS GRANDES PARA OBTENER UN POCO DEL DELICIOSO CALDO EN CADA BOCADO.

2 filetes de pavo de 8 a 12 onzas, cortados en trozos de 1 pulgada

2 cucharadas de sazón para aves sin sal añadida

2 cucharadas de aceite de oliva

6 dientes de ajo picados (1 cucharada)

1 taza de cebolla picada

½ taza de apio picado

6 tomates Roma, sin semillas y en rodajas (alrededor de 3 tazas)

½ taza de vino blanco seco, como sauvignon blanc

½ taza de caldo de huesos de pollo (ver_receta_) o caldo de pollo sin sal añadida

½ cucharadita de romero fresco finamente picado

¼ a ½ cucharadita de pimiento rojo triturado

½ taza de hojas de albahaca fresca, picadas

½ taza de perejil fresco picado

1. En un tazón grande, mezcle los trozos de pavo con el condimento para aves. En una sartén antiadherente extragrande, caliente 1 cucharada de aceite de oliva a fuego medio-alto. Ase el pavo después de las comidas en aceite caliente hasta que se dore por todos lados. (El pavo no necesita cocinarse). Transfiera a un plato y manténgalo caliente.

2. Agregue la cucharada restante de aceite de oliva a la sartén. Aumenta el fuego a medio-alto. Agrega el ajo; hervir y revolver durante 1 minuto. Agrega la cebolla y el apio; hervir y revolver durante 5 minutos. Agregue el pavo y los jugos del plato, los tomates, el vino, el caldo de huesos de pollo, el romero y la pimienta roja molida. Reduce el calor a medio-bajo. Tape y cocine por 20 minutos, revolviendo ocasionalmente. Agregue la albahaca y el perejil. Cubra y cocine por otros 5 minutos o hasta que el pavo ya no esté rosado.

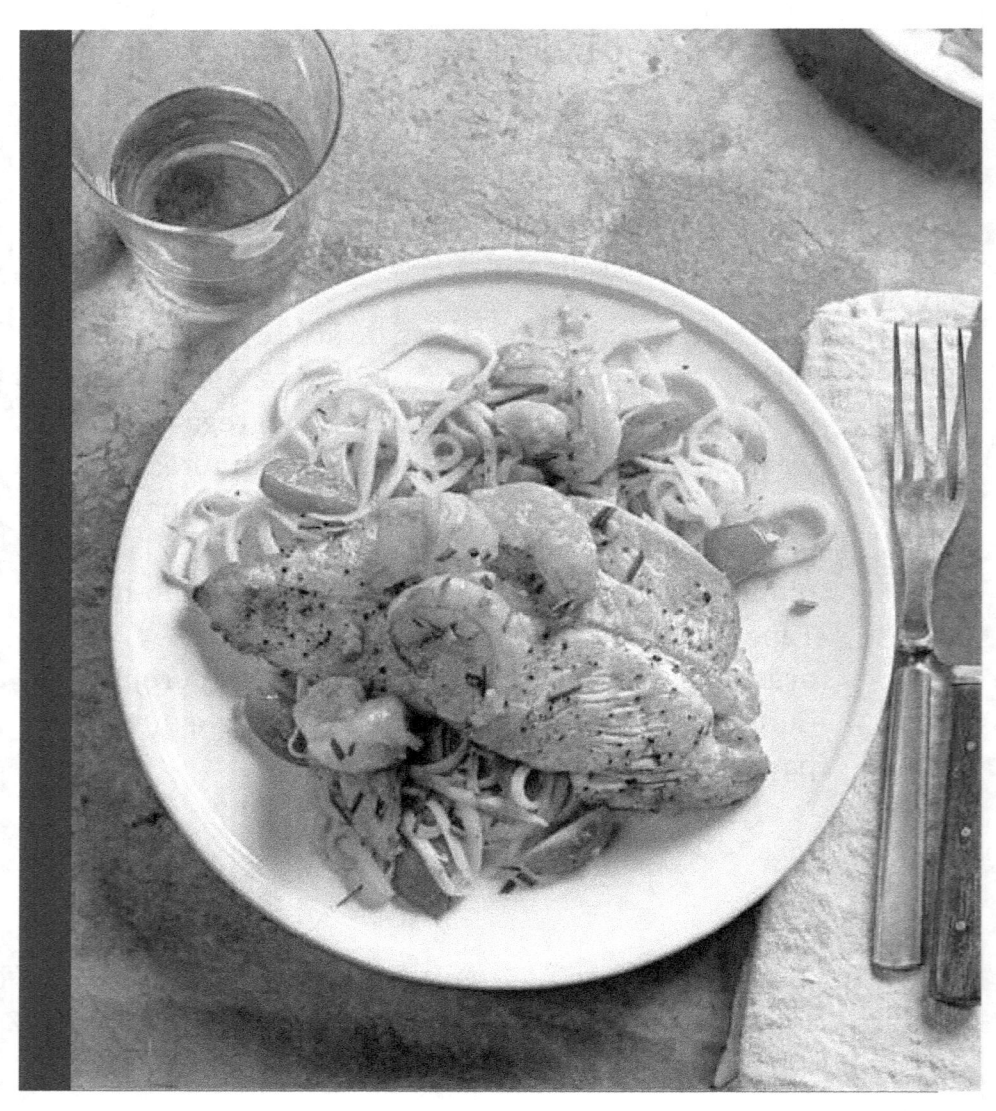

PECHUGA DE PAVO ASADO CON SALSA DE GAMBAS AL CEBOLLINO

PREPARACIÓN:Cocinar 30 minutos: Preparar 15 minutos: 4 porciones<u>FOTOGRAFÍA</u>

CORTAR EL FILETE DE PAVO POR LA MITADAPLIQUE UNA LIGERA PRESIÓN A CADA UNO HORIZONTALMENTE CON LA PALMA DE SU MANO, DE LA MANERA MÁS UNIFORME Y UNIFORME POSIBLE MIENTRAS CORTA LA CARNE.

¼ taza de aceite de oliva

2 filetes de pechuga de pavo de 8 a 12 onzas, cortados a la mitad horizontalmente

¼ de cucharadita de pimienta negra recién molida

3 cucharadas de aceite de oliva

4 dientes de ajo, picados

8 onzas de camarones medianos sin cáscara sin filetes, sin colas y cortados por la mitad a lo largo

¼ taza de vino blanco seco, caldo de hueso de pollo (ver<u>receta</u>) o caldo de pollo sin sal añadida

2 cucharadas de cebollín fresco picado

½ cucharadita de cáscara de limón finamente rallada

1 cucharada de jugo de limón fresco

Pasta de calabaza y tomates (ver<u>receta</u>, abajo) (opcional)

1. Caliente 1 cucharada de aceite de oliva en una sartén muy grande a fuego medio-alto. Agrega el pavo a la sartén; Espolvorear con pimienta. Reduzca el fuego a medio. Cocine durante 12 a 15 minutos o hasta que ya no esté rosado y los jugos salgan claros (165 °F). Dar

la vuelta una vez a la mitad de la cocción. Retire los filetes de pavo de la sartén. Cubrir con papel de aluminio para mantener el calor.

2. Para la salsa, calienta 3 cucharadas de aceite en la misma sartén a fuego medio-alto. Agrega el ajo; Deja que se cocine durante 30 segundos. agregue los camarones; hervir y revolver durante 1 minuto. Agregue el vino, las cebolletas y la ralladura de limón; cocine y revuelva durante 1 minuto más o hasta que los camarones estén translúcidos. Retire de la estufa; Agregue el jugo de limón. Para servir, vierta la salsa sobre el filete de pavo. Sirva con fideos de calabaza y, si lo desea, tomates.

Pasta de Calabaza y Tomate: Usando un pelador de mandolina o en juliana, 2 calabazas amarillas de verano. Caliente 1 cucharada de aceite de oliva virgen extra en una sartén grande a fuego medio-alto. Agrega tiras de calabaza; Deja que se cocine durante 2 minutos. Agregue 1 taza de tomates uva cortados en cuartos y ¼ de cucharadita de pimienta negra recién molida; Cocine por otros 2 minutos o hasta que la calabaza esté crujiente y tierna.

MUSLO DE PAVO GUISADO CON TUBÉRCULOS

PREPARACIÓN:Cocción: 30 minutos: 1 hora 45 minutos: 4 porciones

ESTE ES UNO DE ESOS PLATOS.LO PREPARARÁS UNA FRESCA TARDE DE OTOÑO CUANDO TENGAS TIEMPO DE CAMINAR MIENTRAS SE CUECE EN EL HORNO. SI EL EJERCICIO NO LE ABRE EL APETITO, EL MARAVILLOSO AROMA SEGURO QUE LO HARÁ CUANDO ENTRE POR LA PUERTA.

3 cucharadas de aceite de oliva

4 muslos de pavo de 20 a 24 onzas

½ cucharadita de pimienta negra recién molida

6 dientes de ajo, pelados y triturados

1½ cucharaditas de semillas de hinojo, trituradas

1 cucharadita de pimiento morrón entero, triturado*

1½ tazas de caldo de huesos de pollo (ver receta) o caldo de pollo sin sal añadida

2 ramitas de romero fresco

2 ramitas de tomillo fresco

1 hoja de laurel

2 cebollas grandes, peladas y cortadas en 8 rebanadas

6 zanahorias grandes, peladas y cortadas en rodajas de 1 pulgada

2 remolachas grandes, peladas y cortadas en cubos de 1 pulgada

2 chirivías medianas, peladas y cortadas en rodajas de 1 pulgada**

1 raíz de apio, pelada y cortada en trozos de 1 pulgada

1. Precaliente el horno a 350°F. Caliente el aceite de oliva en una sartén grande a fuego medio-alto. Agregue 2 muslos de pavo. Cocine durante unos 8 minutos o hasta que las piernas estén doradas y crujientes por todos lados y doradas uniformemente. Transfiera los muslos de pavo a un plato; Repita con las 2 patas de pavo restantes. Poner a un lado.

2. Agregue pimienta, ajo, semillas de hinojo y pimienta de Jamaica a la sartén. Cocine y revuelva a fuego medio-alto, de 1 a 2 minutos o hasta que esté fragante. Agregue el caldo de hueso de pollo, el romero, el tomillo y la hoja de laurel. Lleve a ebullición y revuelva para raspar los trozos dorados del fondo de la sartén. Retire la sartén de la estufa y déjela a un lado.

3. En un horno holandés muy grande con una tapa que cierre bien, mezcle las cebollas, las zanahorias, las remolachas, las chirivías y la raíz de apio. agregue el líquido de la sartén; ponte el abrigo. Presione los muslos de pavo en la mezcla de verduras. Cubra con una tapa.

4. Hornee durante aproximadamente 1 hora y 45 minutos o hasta que las verduras estén tiernas y el pavo esté bien cocido. Sirva los muslos de pavo y las verduras en tazones grandes y poco profundos. Rocíe sobre los jugos de la sartén.

*Consejo: Para dañar el pimiento y las semillas de hinojo, colócalos en una tabla de cortar. Presione con el lado plano de un cuchillo de chef para triturar ligeramente las semillas.

**Consejo: corte los trozos más grandes de la parte superior de la chirivía en cubos.

PAN DE PAVO CON HIERBAS, KETCHUP DE CEBOLLA CARAMELIZADA Y RODAJAS DE COL ASADA

PREPARACION: 15 minutos de cocción: 30 minutos de horneado: 1 hora 10 minutos de reposo: 5 minutos Rinde: 4 porciones

EL CLASICO PASTEL DE CARNE CON ADEREZO DE KETCHUP DEFINITIVAMENTE LO ES. EN EL MENU PALEO SI HAY KETCHUP (VER RECETA) ES SIN SAL Y AZUCARES AÑADIDOS. AQUI, LA SALSA DE TOMATE SE MEZCLA CON CEBOLLAS CARAMELIZADAS, QUE SE COLOCAN ENCIMA DEL PASTEL DE CARNE ANTES DE HORNEAR.

1½ libras de pavo molido

2 huevos, ligeramente batidos

½ taza de harina de almendras

⅓ taza de perejil fresco picado

¼ de taza de cebollas tiernas en rodajas finas (2)

1 cucharada de salvia fresca picada o 1 cucharadita de salvia seca, finamente picada

1 cucharadita de tomillo fresco o 1 cucharadita de tomillo seco picado

¼ cucharadita de pimienta negra

2 cucharadas de aceite de oliva

2 cebollas dulces, cortadas por la mitad y en rodajas finas

1 taza de ketchup paleo (ver receta)

Cortar 1 cabeza pequeña de repollo por la mitad, quitar las semillas y cortar en 8 rodajas

½ a 1 cucharadita de pimiento rojo triturado

1. Precaliente el horno a 350°F. Cubra una sartén grande con papel pergamino. Poner a un lado. En un tazón grande, combine el pavo molido, los huevos, la harina de almendras, el perejil, la cebolleta, la salvia, el tomillo y la pimienta negra. En el molde preparado, forme la mezcla de pavo en un pan de 8×4 pulgadas. Hornee por 30 minutos.

2. Mientras tanto, para la salsa de tomate de cebolla caramelizada, caliente 1 cucharada de aceite de oliva en una sartén grande a fuego medio-alto. agregue las cebollas; cocina durante unos 5 minutos o hasta que la cebolla comience a dorarse, revolviendo con frecuencia. Reduce el calor a medio-bajo; cocina durante unos 25 minutos o hasta que esté dorado y muy tierno, revolviendo ocasionalmente. Retire de la estufa; Agregue el ketchup paleo.

3. Vierta un poco de ketchup de cebolla caramelizada sobre el pan de pavo. Coloque las rodajas de col alrededor del pan. Vierta la cucharada restante de aceite de oliva sobre el repollo; Espolvorear con pimiento rojo molido. Hornee durante unos 40 minutos o hasta que un termómetro de lectura instantánea insertado en el centro de la hogaza indique 165 °F, rocíe con ketchup de cebolla caramelizada adicional y gire las rodajas de repollo después de 20 minutos. Deje reposar el pan de pavo de 5 a 10 minutos antes de rebanarlo.

4. Sirve el pan de pavo con la col rallada y el ketchup de cebolla caramelizada restante.

POSOLE DE PAVO

PREPARACIÓN: 20 minutos Asado: 8 minutos Cocción: 16 minutos Rinde: 4 porciones

INGREDIENTES PARA ESTA RECONFORTANTE SOPA AL ESTILO MEXICANOSON MÁS QUE GUARNICIONES. EL CILANTRO LE DA UN SABOR DISTINTIVO, EL AGUACATE AGREGA CREMOSIDAD Y LAS PEPITAS ASADAS BRINDAN UN DELICIOSO CRUJIDO.

8 tomates frescos

1¼ a 1½ libras de pavo molido

1 pimiento rojo, limpio y cortado en tiras finas del tamaño de un bocado

½ taza de cebolla picada (1 mediana)

6 dientes de ajo picados (1 cucharada)

1 cucharada de sazón mexicano (ver receta)

2 tazas de caldo de huesos de pollo (ver receta) o caldo de pollo sin sal añadida

1 lata de 14.5 onzas de tomates asados sin sal, sin escurrir

1 chile jalapeño o serrano, sin semillas y rebanado (ver gratificación)

1 aguacate mediano, cortado a la mitad, pelado, sin semillas y en rodajas finas

¼ taza de pepitas sin sal, tostadas (ver gratificación)

¼ taza de cilantro fresco

rodajas de lima

1. Precaliente el asador. Retire y deseche la piel de los tomates. Lava los tomates y córtalos por la mitad.

Coloque las mitades de tomate en la rejilla sin calentar de la sartén. Hornee rebanadas de 4 a 5 pulgadas a fuego lento durante 8 a 10 minutos o hasta que estén ligeramente carbonizadas, volteándolas una vez a la mitad de la cocción. Dejar enfriar un poco sobre una rejilla en la fuente de horno.

2. En una sartén grande, cocine el pavo, el pimiento y la cebolla a fuego medio-alto durante 5 a 10 minutos, o hasta que el pavo esté dorado y las verduras tiernas. Revuelva con una cuchara de madera para romper la carne mientras se cocina. Escurra la grasa si es necesario. Agrega el ajo y las especias mexicanas. Hervir y revolver durante 1 minuto más.

3. En una licuadora, combine aproximadamente dos tercios de los tomates carbonizados y 1 taza de caldo de huesos de pollo. Cubra y mezcle hasta que quede suave. Agregue a la mezcla de pavo en la sartén. Agregue la 1 taza restante de caldo de hueso de pollo, los tomates sin escurrir y los chiles. Pica los tomates restantes en trozos grandes; agregar a la mezcla de pavo. hervir; Baja la calefaccion. Tape y cocine a fuego lento durante 10 minutos.

4. Para servir, vierta la sopa en tazones poco profundos. Cubra con aguacate, pepitas y cilantro. Espolvorea rodajas de lima sobre la sopa.

SOPA DE HUESO DE POLLO

PREPARACIÓN:15 minutos asar: 30 minutos cocinar: 4 horas frío: toda la noche Rinde: unas 10 tazas

PARA EL SABOR MAS FRESCO Y MEJOR - Y MAS ALTOCONTENIDO DE NUTRIENTES: USE CALDO DE POLLO CASERO EN SUS RECETAS. (TAMPOCO CONTIENE SAL, CONSERVANTES NI ADITIVOS). ASAR LOS HUESOS ANTES DE COCINARLOS MEJORA EL SABOR. CUANDO SE COCINAN LENTAMENTE EN LIQUIDO, LOS HUESOS INFUNDEN AL CALDO MINERALES COMO CALCIO, FOSFORO, MAGNESIO Y POTASIO. LA VERSION DE OLLA DE COCCION LENTA A CONTINUACION ES MUY FACIL. CONGELALO EN RECIPIENTES DE 2 Y 4 TAZAS Y DESCONGELA SOLO LO QUE NECESITES.

2 libras de alitas de pollo y lomo

4 zanahorias, en rodajas

2 puerros grandes, solo las partes blanca y verde claro, en rodajas finas

2 palitos de apio con hojas, picado en trozos grandes

1 chirivía, picada en trozos grandes

6 ramitas grandes de perejil italiano

6 ramitas de tomillo fresco

4 dientes de ajo, partidos por la mitad

2 cucharaditas de granos de pimienta negra entera

2 vainas enteras

Agua fría

1. Precaliente el horno a 425°F. Coloca las alitas de pollo y la espalda en una bandeja para hornear grande; Asar durante 30 a 35 minutos o hasta que esté bien dorado.

2. Transfiera las piezas de pollo doradas y los trozos dorados que se han acumulado en la bandeja para hornear a una olla grande. Agregue zanahorias, puerros, apio, chirivías, perejil, tomillo, ajo, granos de pimienta y clavo. Agregue suficiente agua fría (alrededor de 12 tazas) para cubrir el pollo y las verduras en una olla grande. Llevar a ebullición a temperatura media; Ajuste el calor para que la sopa esté muy baja, con burbujas apenas rompiendo la superficie. Cocine a fuego lento tapado durante 4 horas.

3. Cuele el caldo caliente a través de un colador grande forrado con dos capas de estopilla húmeda 100% algodón. Deseche los sólidos. Cubra la sopa y déjela toda la noche en el refrigerador. Antes de usar, retire la capa de grasa de la parte superior de la sopa y deséchela.

Consejo: para aclarar la sopa (opcional), combine 1 clara de huevo, 1 cáscara de huevo rallada y ¼ de taza de agua fría en un tazón pequeño. Revuelva la mezcla en el caldo colado en la sartén. Vuelve a cocinar. Retire de la estufa; Dejar durante 5 minutos. Cuele el caldo caliente a través de un colador forrado con una nueva capa doble de gasa 100% algodón. Desnatar y eliminar la grasa antes de usar.

Instrucciones para la olla de cocción lenta: prepare según las instrucciones, excepto en el paso 2, agregue los ingredientes a la olla de cocción lenta de 5 a 6 cuartos. Tape y cocine a fuego lento durante 12 a 14 horas. Continúe como se describe en el paso 3. Rinde unas 10 tazas.

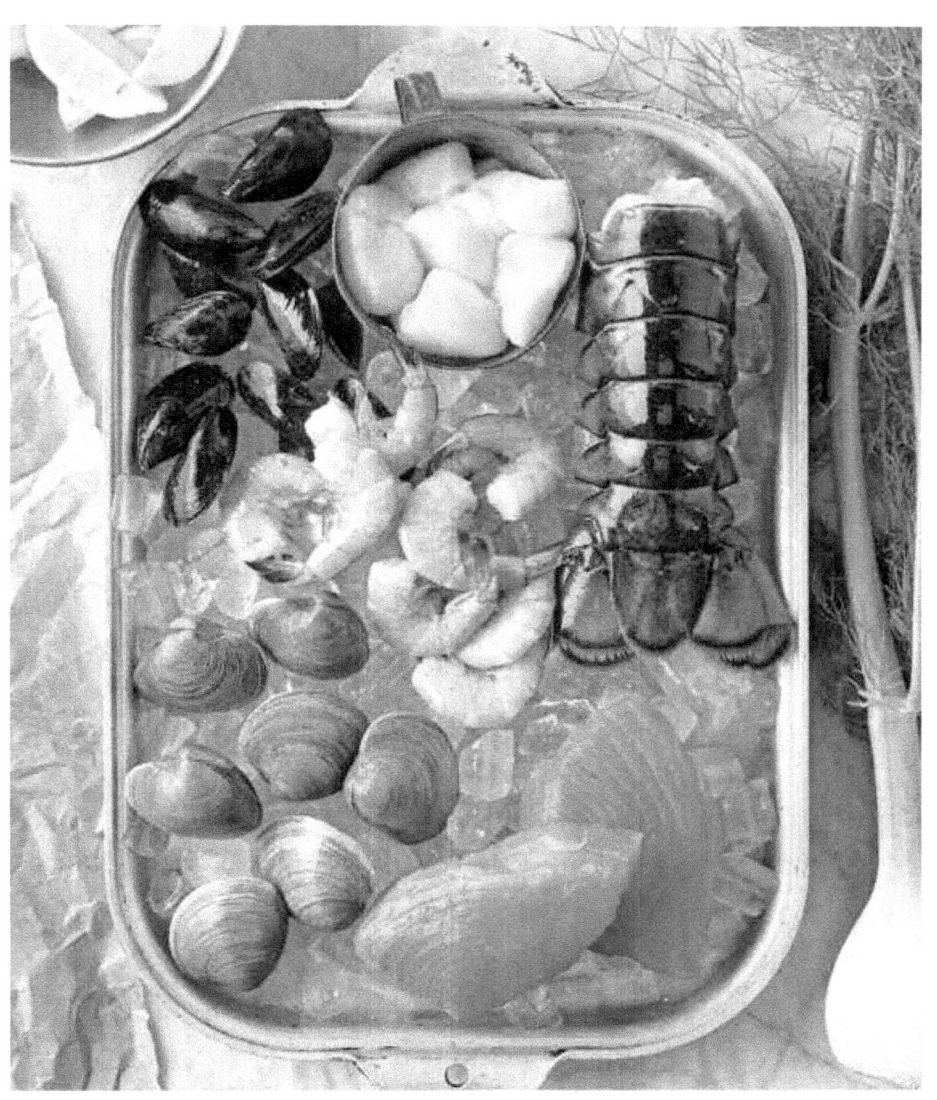

SALMÓN HARISSA VERDE

PREPARACIÓN:Hornear 25 minutos: Grill 10 minutos: Hacer 8 minutos: 4 porcionesFOTOGRAFÍA

SE UTILIZA UN PELADOR DE VERDURAS ESTÁNDARCORTAR ESPÁRRAGOS CRUDOS FRESCOS EN TIRAS FINAS PARA ENSALADA. MEZCLADO CON UNA VINAGRETA DE CÍTRICOS BRILLANTES (VERRECETA) Y CUBIERTO CON SEMILLAS DE GIRASOL TOSTADAS AHUMADAS ES UN ACOMPAÑAMIENTO REFRESCANTE PARA EL SALMÓN Y LA SALSA PICANTE DE HIERBAS VERDES.

SALMÓN
4 filetes de salmón frescos o congelados sin piel de 6 a 8 onzas, de aproximadamente 1 pulgada de grosor
aceite de oliva

HARISSA
1½ cucharaditas de comino
1½ cucharaditas de semillas de cilantro
1 taza de hojas de perejil frescas bien empaquetadas
1 taza de cilantro fresco picado grueso (hojas y tallos)
2 jalapeños, sin semillas y picados en trozos grandes (vergratificación)
1 chalote, picado
2 dientes de ajo
1 cucharadita de cáscara de limón finamente picada
2 cucharadas de jugo de limón fresco
⅓ taza de aceite de oliva

SEMILLAS DE GIRASOL ESPECIADAS
⅓ taza de semillas de girasol crudas
1 cucharadita de aceite de oliva
1 cucharadita de especia ahumada (ver receta)

ENSALADA
12 espárragos grandes, recortados (alrededor de 1 libra)
⅓ taza de vinagreta cítrica brillante (ver receta)

1. Descongele el pescado si está congelado; Seque con toallas de papel. Cepille ambos lados del pescado ligeramente con aceite de oliva. Poner a un lado.

2. Para la harissa, tueste las semillas de comino y cilantro en una sartén pequeña a fuego medio-alto durante 3 a 4 minutos, o hasta que estén ligeramente tostadas y fragantes. En un procesador de alimentos, combine el comino tostado y las semillas de cilantro, el perejil, el cilantro, los jalapeños, la cebolla tierna, el ajo, la ralladura de limón, el jugo de limón y el aceite de oliva. procese hasta que quede suave. Poner a un lado.

3. Para las semillas de girasol sazonadas, precaliente el horno a 300°F. Cubra una bandeja para hornear con papel pergamino; Poner a un lado. En un tazón pequeño, mezcle las semillas de girasol y 1 cucharadita de aceite de oliva. Espolvorea el condimento Smoky sobre las semillas; revuelva para cubrir. Extienda las semillas de girasol de manera uniforme sobre el papel pergamino. Hornear durante unos 10 minutos o hasta que esté ligeramente dorado.

4. Para una parrilla de carbón o gas, coloque el salmón directamente sobre una parrilla engrasada a fuego medio-alto. Tape y cocine a la parrilla durante 8 a 12 minutos, o hasta que el pescado se desmenuce al probarlo con un tenedor, volteándolo a la mitad de la cocción.

5. Mientras tanto, para la ensalada, utiliza un pelador de verduras para cortar los espárragos en tiras largas y finas. Colocar en un plato o tazón mediano. (Las puntas se diluirán, las puntas se romperán. Colóquelas en un plato o tazón). Rocíe Bright Citrus Vinaigrette sobre las puntas afeitadas. Espolvorear con semillas de girasol sazonadas.

6. Para servir, coloque los filetes en cada uno de los cuatro platos; Ponga un poco de harissa verde en cada filete. Servir con una ensalada de espárragos rallados.

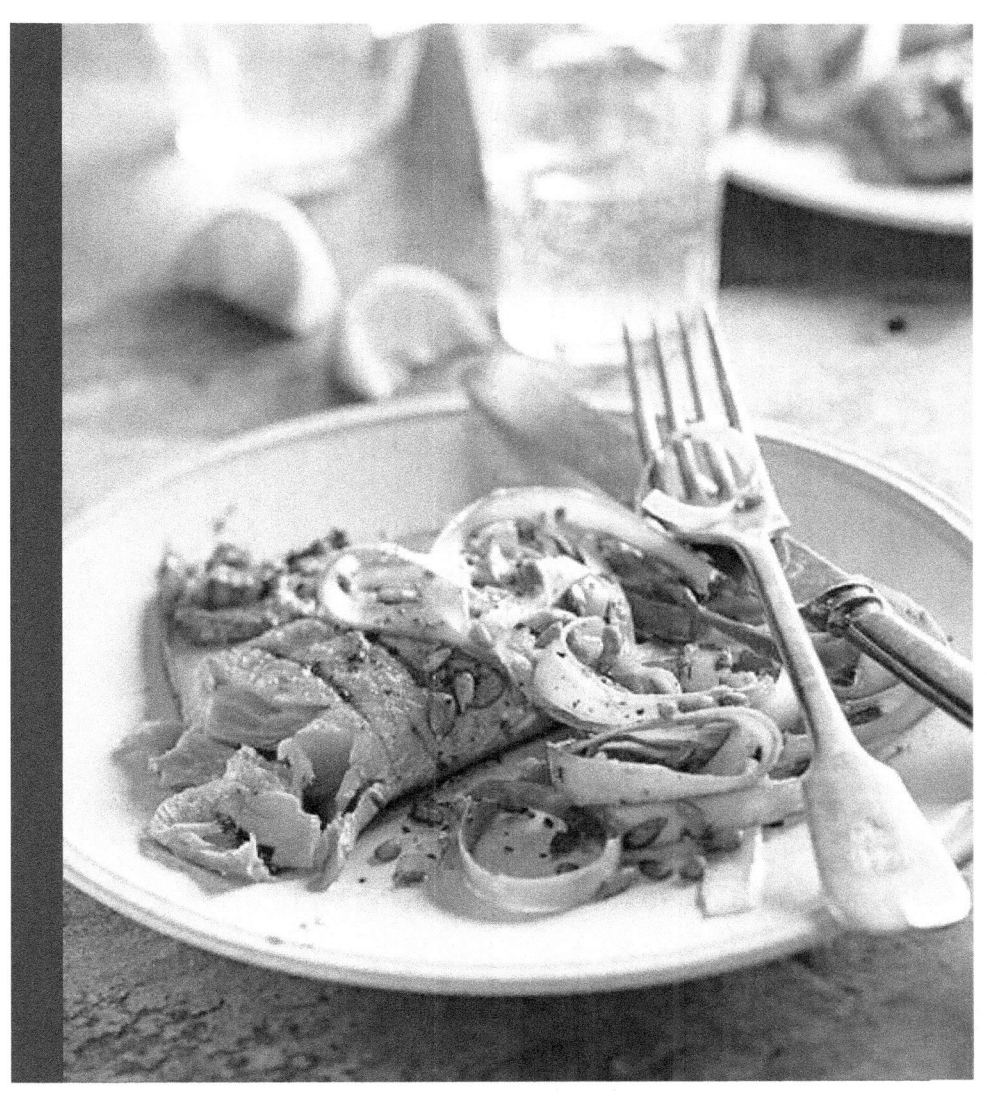

SALMON A LA PLANCHA CON ENSALADA DE ALCACHOFAS MARINADAS

PREPARACION: 20 minutos Grill: 12 minutos Rinde: 4 porciones

A MENUDO, LA MEJOR HERRAMIENTA PARA PREPARAR UNA ENSALADASON TUS MANOS DIVIDE UNIFORMEMENTE LA LECHUGA TIERNA Y LAS ALCACHOFAS ASADAS EN ESTA ENSALADA, LO MEJOR ES HACERLO CON LAS MANOS LIMPIAS.

4 filetes de salmón frescos o congelados de 6 onzas
1 paquete de 9 onzas de corazones de alcachofa congelados, descongelados y escurridos
5 cucharadas de aceite de oliva
2 cucharadas de chalotes picados
1 cucharada de cáscara de limón finamente picada
¼ taza de jugo de limón fresco
3 cucharadas de orégano fresco rallado
½ cucharadita de pimienta negra recién molida
1 cucharada de especias mediterráneas (ver receta)
1 paquete de 5 onzas de ensaladas mixtas para bebés

1. Descongele el pescado si está congelado. enjuague el pescado; Seque con toallas de papel. Ponga a un lado el pescado.

2. En un tazón mediano, mezcle los corazones de alcachofas con 2 cucharadas de aceite de oliva. Poner a un lado. En un tazón grande, mezcle 2 cucharadas

de aceite de oliva, chalote, ralladura de limón, jugo de limón y orégano. Poner a un lado.

3. Para una parrilla de carbón o de gas, coloque los corazones de alcachofa en la canasta de la parrilla y áselos directamente a fuego medio-alto. Cubra y cocine a la parrilla de 6 a 8 minutos o hasta que esté bien carbonizado y caliente, revolviendo con frecuencia. Retire las alcachofas de la parrilla. Deje enfriar durante 5 minutos, luego agregue las alcachofas a la mezcla de chalotes. Pimienta; ponte el abrigo. Poner a un lado.

4. Cepille el salmón con la cucharada restante de aceite de oliva; Espolvorear con especias mediterráneas. Coloque el salmón, con el lado sazonado hacia abajo, directamente sobre la rejilla de cocción a fuego medio-alto. Cubra y cocine a la parrilla durante 6 a 8 minutos, o hasta que el pescado comience a desmenuzarse cuando lo pruebe con un tenedor. Dar la vuelta una vez a la mitad de la cocción.

5. Colocar la ensalada con alcachofas marinadas en un bol; Tirar con cuidado sobre el abrigo. La ensalada se sirve con salmón a la plancha.

SALMÓN CHILENO AL HORNO CON SALSA DE TOMATE VERDE

PREPARACIÓN: 35 minutos frío: 2 a 4 horas asado: 10 minutos: 4 porciones

EL "TOSTADO RÁPIDO" SE REFIERE A LA TÉCNICACALIENTE UNA SARTÉN SECA EN EL HORNO A TEMPERATURA ALTA, AGREGUE UN POCO DE ACEITE Y AGREGUE PESCADO, POLLO O CARNE (¡CHISPORROTEA!) Y TERMINE DE COCINAR EL PLATO EN EL HORNO. EL ASADO RÁPIDO ACORTA EL TIEMPO DE COCCIÓN Y CREA UNA DELICIOSA CORTEZA CRUJIENTE POR FUERA, Y UNA CORTEZA JUGOSA Y SABROSA POR DENTRO.

SALMON
4 filetes de salmón frescos o congelados de 5 a 6 onzas
3 cucharadas de aceite de oliva
¼ taza de cebolla finamente picada
2 dientes de ajo, pelados y rebanados
1 cucharada de cilantro molido
1 cucharadita de comino molido
2 cucharaditas de pimentón dulce
1 cucharadita de orégano seco molido
¼ de cucharadita de pimienta de cayena
⅓ taza de jugo de limón fresco
1 cucharada de salvia fresca molida

SALSA DE TOMATE VERDE
1½ tazas de tomates verdes firmes cortados en cubitos

⅓ taza de cebolla roja finamente picada
2 cucharadas de cilantro fresco picado
1 jalapeño, sin semillas y rebanado (ver gratificación)
1 diente de ajo, picado
½ cucharadita de comino molido
¼ de cucharadita de chile en polvo
2 a 3 cucharadas de jugo de limón fresco

1. Descongele el pescado si está congelado. enjuague el pescado; Seque con toallas de papel. Ponga a un lado el pescado.

2. Para la pasta de chile y salvia, combine 1 cucharada de aceite de oliva, cebolla y ajo en una cacerola pequeña. Cocine a fuego lento durante 1 a 2 minutos o hasta que esté fragante. Agregue el cilantro y el comino; hervir y revolver durante 1 minuto. Agrega el pimentón, el orégano y la pimienta de cayena; hervir y revolver durante 1 minuto. Agrega el jugo de lima y la salvia; cocine y revuelva durante unos 3 minutos o hasta que se forme una pasta suave; Frío.

3. Use sus dedos para cubrir ambos lados de los filetes con la pasta de chile y salvia. Coloque el pescado en un vaso o recipiente no reactivo. Cubra bien con una envoltura de plástico. Refrigere de 2 a 4 horas.

4. Para la salsa, combine los tomates, la cebolla, el cilantro, el jalapeño, el ajo, el comino y el chile en polvo en un tazón mediano. Mezclar bien. Rocíe con jugo de limón; ponte el abrigo.

4. Use una espátula de goma para raspar la mayor cantidad posible de pasta del salmón. Deseche la pasta.

5. Coloque una sartén extra grande de hierro fundido en el horno. Precaliente el horno a 500° F. Precaliente el horno con una sartén.

6. Retire el plato caliente del horno. Agregue 1 cucharada de aceite de oliva a la sartén. Incline la sartén para rociar el fondo con aceite. Coloque los filetes en la sartén, con la piel hacia abajo. Cubre los filetes con la cucharada restante de aceite de oliva.

7. Ase el salmón durante unos 10 minutos o hasta que el pescado se desmenuce al probarlo con un tenedor. Sirva el pescado con salsa.

SALMÓN AL HORNO Y ESPÁRRAGOS EN PAPILLOTE CON PESTO DE LIMÓN Y AVELLANAS

PREPARACIÓN:20 minutos de asado: 17 minutos: 4 porciones

COCINAR EN PAPILLOTE SIGNIFICA SIMPLEMENTE COCINAR EN PAPEL.ESTA ES UNA MANERA HERMOSA DE COCINAR POR VARIAS RAZONES. EL PESCADO Y LAS VERDURAS SE CUECEN AL VAPOR EN UN ENVOLTORIO DE PERGAMINO, CONSERVANDO LOS JUGOS, EL SABOR Y LOS NUTRIENTES, Y LUEGO NO HAY OLLAS NI SARTENES QUE LAVAR.

4 filetes de salmón frescos o congelados de 6 onzas
1 taza de hojas de albahaca fresca ligeramente enrolladas
1 taza de hojas de perejil fresco ligeramente empacadas
½ taza de avellanas, tostadas*
5 cucharadas de aceite de oliva
1 cucharadita de cáscara de limón finamente picada
2 cucharadas de jugo de limón fresco
1 diente de ajo, picado
1 libra de espárragos delgados, en rodajas
4 cucharadas de vino blanco seco

1. Descongele el salmón si está congelado. enjuague el pescado; Seque con toallas de papel. Precaliente el horno a 400°F.

2. Para el pesto, mezcle la albahaca, el perejil, las avellanas, el aceite de oliva, la ralladura de limón, el

jugo de limón y el ajo en una licuadora o procesador de alimentos. Cubra y revuelva o procese hasta que quede suave; Poner a un lado.

3. Corte cuatro cuadrados de papel pergamino de 12 pulgadas. Para cada paquete, coloque un filete de salmón en el centro del cuadrado de pergamino. Cubra con una cuarta parte de los espárragos y 2 a 3 cucharadas de pesto; Vierta 1 cucharada de vino. Levanta dos lados opuestos del papel pergamino y dóblalos sobre el pescado varias veces. Dobla los extremos del pergamino para sellar. Repita este proceso para crear tres paquetes más.

4. Hornee durante 17 a 19 minutos o hasta que el pescado se separe al probarlo con un tenedor (abra con cuidado el paquete para verificar que esté listo).

*Consejo: Para tostar las avellanas, precaliente el horno a 350°F. Coloque las nueces en una sola capa en una bandeja para hornear poco profunda. Hornee durante 8 a 10 minutos o hasta que estén ligeramente doradas, volteándolas una vez para que se doren uniformemente. Deja que las nueces se enfríen un poco. Coloque las nueces calientes en un paño de cocina limpio. Frote con una toalla para eliminar las pieles sueltas.

SALMÓN SAZONADO CON COMPOTA DE CHAMPIÑONES Y MANZANA

EMPEZAR A ACABAR: 40 minutos significa: 4 porciones

FILETE DE SALMÓN ENTEROCUBIERTO CON UNA MEZCLA DE CHAMPIÑONES SALTEADOS, CHALOTES Y RODAJAS DE MANZANA DE PIEL ROJA, Y SERVIDO SOBRE UNA CAMA DE ESPINACAS DE COLOR VERDE BRILLANTE, ES UN PLATO IMPRESIONANTE PARA SERVIR A LOS INVITADOS.

1 1½ libras de filete de salmón entero, fresco o congelado, con piel

1 cucharadita de semillas de hinojo, finamente picadas*

½ cucharadita de salvia seca, triturada

½ cucharadita de cilantro molido

¼ de cucharadita de mostaza seca

¼ cucharadita de pimienta negra

2 cucharadas de aceite de oliva

1½ tazas de champiñones cremini frescos, cortados en cuartos

1 chalota mediana, en rodajas muy finas

1 manzana pequeña para cocinar, cortada en cuartos, sin el corazón y cortada en rodajas finas

¼ taza de vino blanco seco

4 tazas de espinacas frescas

Pequeñas ramitas de salvia fresca (opcional)

1. Descongele el salmón si está congelado. Precaliente el horno a 425°F. Cubra una bandeja para hornear grande con papel pergamino; Poner a un lado.

enjuague el pescado; Seque con toallas de papel. Coloque el salmón con la piel hacia abajo en la bandeja para hornear preparada. En un tazón pequeño, combine las semillas de hinojo, ½ cucharadita de salvia seca, cilantro, mostaza y pimienta. Esparce uniformemente sobre el salmón; frotar con los dedos.

2. Mide el grosor del pescado. Ase el salmón de 4 a 6 minutos con un grosor de ½ pulgada, o hasta que el pescado se desmenuce al probarlo con un tenedor.

3. Mientras tanto, para la salsa de la sartén, caliente el aceite de oliva en una sartén grande a fuego medio-alto. Agrega los champiñones y los chalotes; Cocine durante 6 a 8 minutos o hasta que los champiñones se ablanden y comiencen a dorarse, revolviendo ocasionalmente. Agrega la manzana; cubra y cocine por otros 4 minutos, revolviendo. Añadir con cuidado el vino. Cocine, sin tapar, de 2 a 3 minutos o hasta que las rebanadas de manzana estén blandas. Con una cuchara ranurada, coloque la mezcla de champiñones en un tazón mediano. cubrir para mantener el calor.

4. En la misma sartén, revolviendo constantemente, cocina las espinacas por 1 minuto o hasta que las espinacas se ablanden. Divide las espinacas en cuatro platos. Cortar el filete de salmón en cuatro partes iguales, cortando hasta la piel, pero no a través de la piel. Usando una espátula grande, retire porciones de salmón de la piel. Coloque una porción de salmón sobre espinacas en cada plato. Vierta la mezcla de

champiñones uniformemente sobre el salmón. Adorne con salvia fresca, si lo desea.

*Consejo: use un mortero o un molinillo de especias para moler finamente las semillas de hinojo.

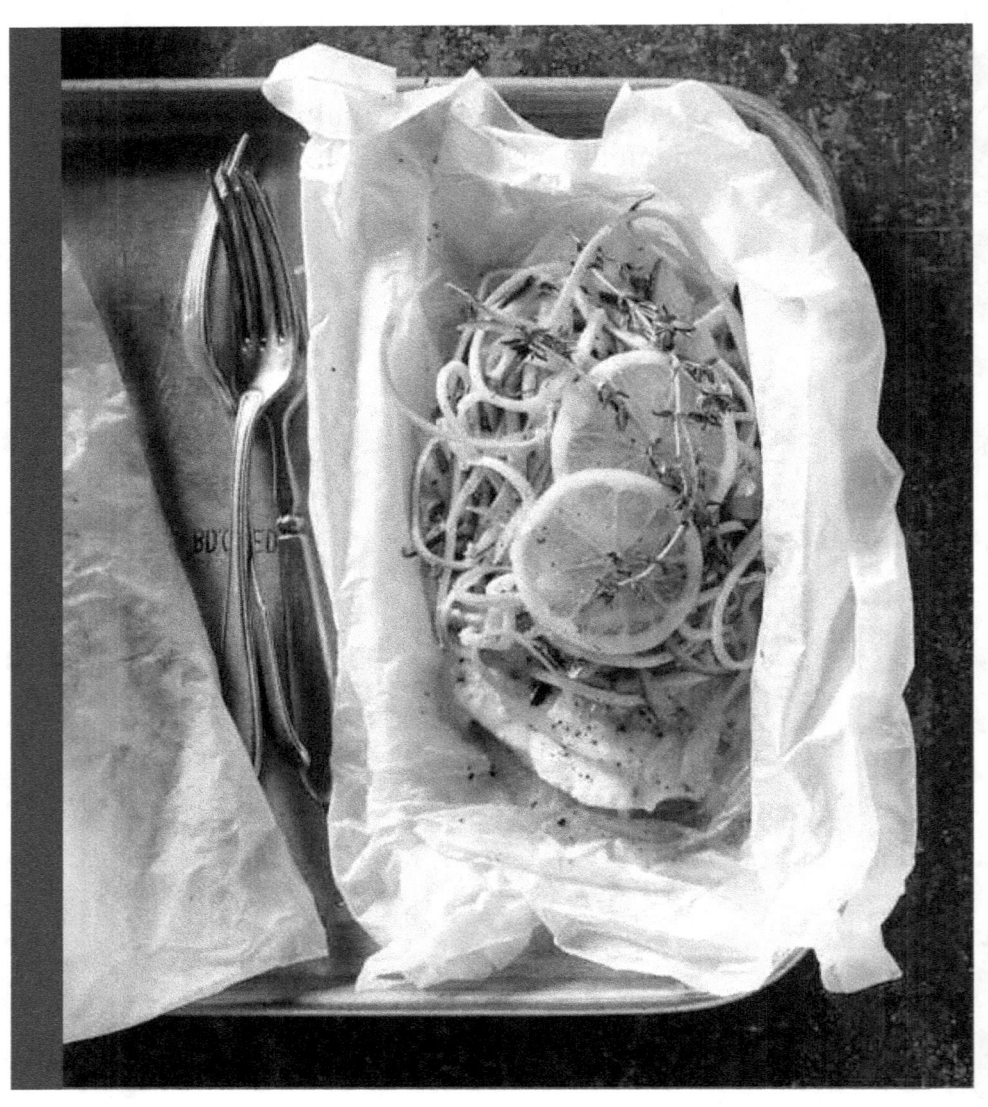

LENGUADO EN PAPILLOTE CON VERDURAS EN JULIANA

PREPARACIÓN:Hornear por 30 minutos: 12 minutos significa: 4 porciones<u>FOTOGRAFÍA</u>

DEFINITIVAMENTE PUEDES CORTAR VERDURAS EN JULIANACON UN CUCHILLO DE CHEF BIEN AFILADO, PERO LLEVA MUCHO TIEMPO. PELADOR PARA JULIANA (VER<u>"HERRAMIENTA"</u>) HACE RÁPIDAMENTE TIRAS DE VERDURAS LARGAS, DELGADAS Y DE FORMA UNIFORME.

4 filetes frescos o congelados de 6 onzas de halibut, platija u otros filetes de pescado blanco firme

1 calabacín, en juliana

1 zanahoria grande, en juliana

Media cebolla morada en juliana

2 tomates Roma, sin semillas y finamente picados

2 dientes de ajo, picados

1 cucharada de aceite de oliva

½ cucharadita de pimienta negra

Cortar 1 limón en 8 rodajas finas, quitar las semillas

8 ramitas de tomillo fresco

4 cucharaditas de aceite de oliva

¼ taza de vino blanco seco

1. Descongele el pescado si está congelado. Precaliente el horno a 375°F. En un tazón grande, combine el calabacín, la zanahoria, la cebolla, el tomate y el ajo. Agregue 1 cucharada de aceite de oliva y ¼ de cucharadita de pimienta; mezcle bien para combinar. dejar las verduras a un lado.

2. Corte cuatro cuadrados de papel pergamino de 14 pulgadas. enjuague el pescado; Seque con toallas de papel. Coloque un filete en el centro de cada cuadrado. Espolvorea con el ¼ de cucharadita de pimienta restante. Coloque las verduras, las rodajas de limón y las ramitas de tomillo encima de los filetes y distribúyalos uniformemente. Rocíe cada pila con 1 cucharadita de aceite de oliva y 1 cucharada de vino blanco.

3. Trabajando un paquete a la vez, tire de los dos lados opuestos del papel pergamino y dóblelos sobre el pescado varias veces. Dobla los extremos del pergamino para sellar.

4. Coloque las piezas en una bandeja para hornear grande. Hornee durante unos 12 minutos o hasta que el pescado se separe al probarlo con un tenedor (abra suavemente el paquete para verificar que esté listo).

5. Coloque cada paquete en un plato para servir. Abra con cuidado los paquetes.

TACOS DE PESCADO AL PESTO DE RÚCULA CON CREMA DE LIMA AHUMADA

PREPARACIÓN: 30 minutos Asar a la parrilla: 4 a 6 minutos por cada ½ pulgada de espesor Rinde: 6 porciones

PUEDES SUSTITUIR LA SUELA POR BACALAO- NADA DE TILAPIA. DESAFORTUNADAMENTE, LA TILAPIA ES UNA DE LAS PEORES OPCIONES PARA EL PESCADO. SE CULTIVA EN CASI TODAS PARTES DE LA GRANJA Y, A MENUDO, EN CONDICIONES HORRIBLES. AUNQUE LA TILAPIA ES CASI OMNIPRESENTE, DEBE EVITARSE.

- 4 4 a 5 onzas de filetes de halibut frescos o congelados, de aproximadamente ½ pulgada de grosor
- 1 receta de pesto de rúcula (ver receta)
- ½ taza de crema de marañón (ver receta)
- 1 cucharadita de especia ahumada (ver receta)
- ½ cucharadita de ralladura de lima finamente rallada
- 12 hojas de lechuga
- 1 aguacate maduro, partido por la mitad, sin hueso, pelado y en rodajas finas
- 1 taza de tomates picados
- ¼ taza de cilantro fresco
- Cortar 1 lima en gajos

1. Descongele el pescado si está congelado. enjuague el pescado; Seque con toallas de papel. Ponga a un lado el pescado.

2. Frote el pesto de rúcula en ambos lados del pescado.

3. Para una parrilla de carbón o gas, coloque el pescado directamente sobre una rejilla engrasada a fuego medio-alto. Cubra y cocine a la parrilla durante 4 a 6 minutos, o hasta que el pescado se desmenuce al probarlo con un tenedor y dé vuelta una vez a la mitad de la cocción.

4. Mientras tanto, para la crema de lima ahumada, combine la crema de anacardos, las especias ahumadas y la ralladura de lima en un tazón pequeño.

5. Partir el pescado en trozos con un tenedor. Rellene las hojas de butterhead con pescado, rodajas de aguacate y tomates. Espolvorear con cilantro. Rocíe con crema de lima ahumada. Sirva con rodajas de lima espolvoreadas sobre los tacos.

LENGUADO CON COSTRA DE ALMENDRAS

PREPARACIÓN:Cocinar 15 minutos: preparar 3 minutos: 2 comidas

SOLO UN POCO DE HARINA DE ALMENDRASHACE UNA CORTEZA MARAVILLOSA EN ESTE PESCADO FRITO ULTRARRÁPIDO SERVIDO CON MAYONESA CREMOSA Y UNAS GOTAS DE LIMÓN FRESCO.

12 onzas de filetes de halibut frescos o congelados
1 cucharada sopera de sazonador con limón (ver receta)
¼ a ½ cucharadita de pimienta negra
⅓ taza de harina de almendras
2 a 3 cucharadas de aceite de oliva
¼ taza de mayonesa paleo (ver receta)
1 cucharadita de eneldo fresco picado
rodajas de limon

1. Descongele el pescado si está congelado. enjuague el pescado; Seque con toallas de papel. En un tazón pequeño, mezcle las especias con las hierbas de limón y la pimienta. Cubrir los filetes por ambos lados con la mezcla de especias y presionar ligeramente para que se adhieran. Espolvorea la harina de almendras en un plato grande. Sumerja cada filete en harina de almendras por un lado y presione ligeramente para que se pegue.

2. En una sartén grande a fuego medio-alto, caliente suficiente aceite para cubrir la sartén. Agregue el pescado, con el lado cubierto hacia abajo. Deja que se

cocine durante 2 minutos. Voltee suavemente el pescado. cocine aproximadamente 1 minuto más, o hasta que el pescado se desmenuce al probarlo con un tenedor.

3. Para la salsa, combine la mayonesa paleo y el eneldo en un tazón pequeño. Sirva el pescado con salsa y rodajas de limón.

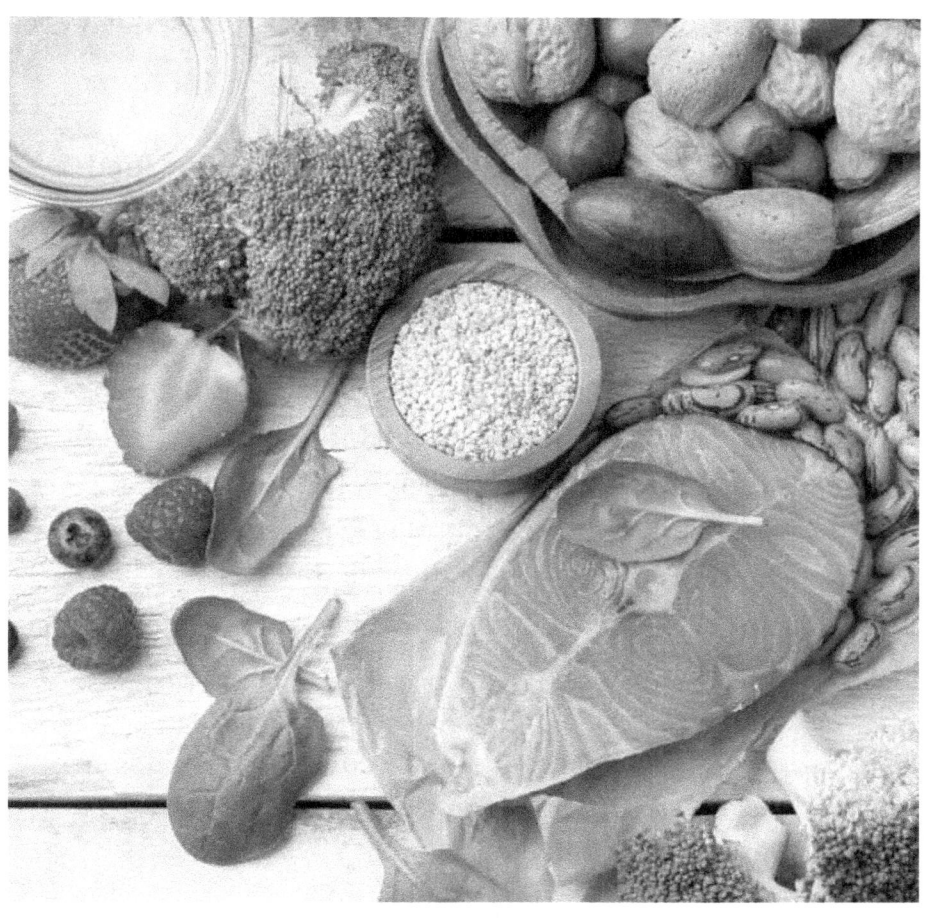

PAQUETES DE BACALAO Y CALABACÍN A LA PLANCHA CON SALSA PICANTE DE MANGO Y ALBAHACA

PREPARACIÓN: 20 minutos Grill: 6 minutos Rinde: 4 porciones

1 a 1½ libras de bacalao fresco o congelado, de ½ a 1 pulgada de grosor

4 piezas de 24 pulgadas de largo de papel de aluminio de 12 pulgadas de ancho

1 calabacín mediano, cortado en juliana

Especias con limón y hierbas (ver receta)

¼ taza de mayonesa paleo chipotle (ver receta)

1 a 2 cucharadas de puré de mango maduro*

1 cucharada de jugo de lima o limón fresco o vinagre de vino de arroz

2 cucharadas de albahaca fresca picada

1. Descongele el pescado si está congelado. enjuague el pescado; Seque con toallas de papel. Cortar el pescado en cuatro porciones.

2. Dobla cada trozo de papel aluminio por la mitad para formar un cuadrado de 12 pulgadas de doble grosor. Coloque un trozo de pescado en el centro del cuadrado de aluminio. Coloque una cuarta parte de los calabacines encima. Espolvorea con el condimento de hierbas de limón. Levanta los dos lados opuestos del papel aluminio y dobla el calabacín y el pescado varias veces. Dobla los extremos del papel aluminio. Repita este proceso para crear tres paquetes más. Para hacer la salsa, combine la mayonesa paleo, el

mango, el jugo de limón y la albahaca en un tazón pequeño. Poner a un lado.

3. Para una parrilla de carbón o de gas, coloque los paquetes directamente sobre una parrilla aceitada a fuego medio-alto. Cubra y cocine a la parrilla durante 6 a 9 minutos, o hasta que el pescado se desmenuce al probarlo con un tenedor y el calabacín esté tierno pero crujiente (abra con cuidado el paquete para verificar que esté listo). No dé la vuelta a los paquetes durante el asado. Vierta la salsa sobre cada porción.

*Consejo: Para el puré de mango, combine ¼ de taza de mango picado y 1 cucharada de agua en una licuadora. Cubra y mezcle hasta que quede suave. Agregue el puré de mango sobrante al batido.

BACALAO ESCALFADO EN RIESLING CON TOMATES RELLENOS DE PESTO

PREPARACIÓN:Cocinar por 30 minutos: Hacer 10 minutos: 4 porciones

1 a 1½ libras de filetes de bacalao frescos o congelados, de aproximadamente 1 pulgada de grosor

4 tomates romanos

3 cucharadas de pesto de albahaca (ver<u>receta</u>)

¼ de cucharadita de pimienta negra molida

1 taza de Riesling seco o Sauvignon

1 ramita de tomillo fresco o ½ cucharadita de tomillo seco picado

1 hoja de laurel

½ taza de agua

2 cucharadas de chalotes picados

rodajas de limon

1. Descongele el pescado si está congelado. Cortar el tomate por la mitad horizontalmente. Retire las semillas y un poco de la pulpa. (Si el tomate necesita quedar plano, corte una rodaja muy delgada del extremo, teniendo cuidado de no hacer un agujero en la parte inferior del tomate). Saque un poco del pesto en cada mitad de tomate. espolvorear con pimienta molida; Poner a un lado.

2. Enjuague el pescado; Seque con toallas de papel. Cortar el pescado en cuatro partes. Coloque una canasta de vapor en una cacerola grande con una tapa que cierre bien. Agregue aproximadamente ½ pulgada de agua a

la sartén. hervir; Reduzca el fuego a medio. Coloque los tomates en la canasta con el lado hacia arriba. Tape y cocine a fuego lento durante 2 a 3 minutos o hasta que se caliente por completo.

3. Coloque los tomates en un plato; cubrir para mantener el calor. retire la canasta de vapor del recipiente; descartar el agua. Agregue el vino, el tomillo, la hoja de laurel y ½ taza de agua a la sartén. hervir; Reduce el calor a medio-bajo. Agregue el pescado y los chalotes. Tape y cocine a fuego lento durante 8 a 10 minutos, o hasta que el pescado se desmenuce al probarlo con un tenedor.

4. Rocíe un poco del líquido de escalfado sobre el pescado. Sirva el pescado con tomates rellenos de pesto y rodajas de limón.

BACALAO AL HORNO CON PISTACHOS Y COSTRA DE CILANTRO SOBRE BATATAS TRITURADAS

PREPARACIÓN: Cocine 20 minutos: Freír 10 minutos: 4 a 6 minutos por ½ pulgada de grosor Rinde: 4 porciones

1 a 1½ libras de bacalao fresco o congelado
Aceite de oliva o aceite de coco refinado
2 cucharadas de pistachos, nueces o almendras molidas
1 clara de huevo
½ cucharadita de cáscara de limón finamente rallada
1½ libras de batatas, peladas y cortadas en cubitos
2 dientes de ajo
1 cucharada de aceite de coco
1 cucharada de jengibre fresco rallado
½ cucharadita de comino molido
¼ taza de leche de coco (igual que Nature's Way)
4 cucharaditas de pesto de cilantro o pesto de albahaca (ver recetas)

1. Descongele el pescado si está congelado. Precaliente los asadores. Rejilla de aceite de sartén a la parrilla. Mezcle las nueces molidas, las claras de huevo y la ralladura de limón en un tazón pequeño. Poner a un lado.

2. Para las batatas trituradas, cocine las batatas y el ajo en suficiente agua hirviendo para cubrir en una cacerola mediana durante 10 a 15 minutos o hasta que estén tiernos. drenar; Regrese las batatas y el ajo a la olla. Machaca las batatas con un machacador de papas.

Mezcla 1 cucharada de aceite de coco, jengibre y comino. Batir la leche de coco hasta que esté suave y esponjosa.

3. Enjuague el pescado; Seque con toallas de papel. Corte el pescado en cuatro partes y colóquelo en la parrilla preparada sin calentar de la parrilla. Doblar debajo de los bordes delgados. Cepille cada pieza con pesto de cilantro. Vierta la mezcla de nueces sobre el pesto y extienda con cuidado. Asa el pescado a 4 pulgadas del fuego hasta que tenga un grosor de ½ pulgada durante 4 a 6 minutos, o hasta que el pescado se desmenuce al probarlo con un tenedor, y cúbrelo con papel aluminio al asarlo si la capa comienza a quemarse. Sirva el pescado con batatas.

BACALAO AL ROMERO Y MANDARINAS CON BRÓCOLI ASADO

PREPARACIÓN: Marinar por 15 minutos: hornear por hasta 30 minutos: 12 minutos preparar: 4 porciones

1 a 1½ libras de bacalao fresco o congelado
1 cucharadita de cáscara de mandarina finamente picada
½ taza de jugo fresco de mandarina o naranja
4 cucharadas de aceite de oliva
2 cucharaditas de romero fresco picado
¼ a ½ cucharadita de pimienta negra molida
1 cucharadita de cáscara de mandarina finamente picada
3 tazas de floretes de brócoli
¼ de cucharadita de pimiento rojo molido
Rodajas de mandarina, sin pepitas

1. Precaliente el horno a 450°F. Descongele el pescado si está congelado. enjuague el pescado; Seque con toallas de papel. Cortar el pescado en cuatro porciones. Mide el grosor del pescado. En un recipiente poco profundo, mezcle la cáscara de mandarina, el jugo de mandarina, 2 cucharadas de aceite de oliva, el romero y la pimienta negra. agrega el pescado. Cubra y marine en el refrigerador hasta por 30 minutos.

2. En un tazón grande, mezcle el brócoli con las 2 cucharadas restantes de aceite de oliva y pimiento rojo triturado. Verter en una olla de 2 litros.

3. Cubra ligeramente una sartén poco profunda con aceite de oliva. Escurrir el pescado y guardar la marinada. Coloque el pescado en la sartén, metiéndolo debajo de los bordes delgados. Coloque el pescado y el brócoli en el horno. Ase el brócoli durante 12 a 15 minutos o hasta que esté tierno pero crujiente, revolviendo una vez a la mitad de la cocción. Ase el pescado durante 4 a 6 minutos por cada ½ pulgada de grosor, o hasta que el pescado se desmenuce al probarlo con un tenedor.

4. Hervir la marinada reservada en una cacerola pequeña; Deja que se cocine durante 2 minutos. Rocíe la marinada sobre el pescado cocido. Sirva el pescado con brócoli y rodajas de mandarina.

ENVOLTURAS DE ENSALADA DE BACALAO AL CURRY CON RABANOS EN ESCABECHE

PREPARACIÓN: Reposar 20 minutos: Cocer 20 minutos: 6 minutos Rinde: 4 porciones FOTOGRAFÍA

1 libra de filetes de bacalao frescos o congelados
6 rábanos, picados en trozos grandes
6 a 7 cucharadas de vinagre de sidra de manzana
½ cucharadita de pimiento rojo triturado
2 cucharadas de aceite de coco sin refinar
¼ taza de mantequilla de almendras
1 diente de ajo, picado
2 cucharaditas de jengibre finamente rallado
2 cucharadas de aceite de oliva
1½ a 2 cucharaditas de curry en polvo sin sal añadida
4 a 8 hojas de lechuga u hojas de ensalada
1 pimiento rojo cortado en juliana
2 cucharadas de cilantro fresco picado

1. Descongele el pescado si está congelado. En un tazón mediano, combine los rábanos, 4 cucharadas de vinagre y ¼ de cucharadita de pimienta roja molida. Deje reposar durante 20 minutos, revolviendo ocasionalmente.

2. Para la salsa de mantequilla de almendras, derrita el aceite de coco en una cacerola pequeña a fuego lento. Batir la mantequilla de almendras hasta que quede suave. Agregue el ajo, el jengibre y el ¼ de cucharadita restante de pimienta roja molida. Retire

de la estufa. Agregue las 2 a 3 cucharadas restantes de vinagre de sidra de manzana y mezcle hasta que quede suave; Poner a un lado. (Cuando agrega el vinagre, la salsa se espesa un poco).

3. Enjuague el pescado; Seque con toallas de papel. Caliente el aceite de oliva y el curry en una sartén grande a fuego medio-alto. Agrega el pescado; Cocine de 3 a 6 minutos o hasta que el pescado se desmenuce al probarlo con un tenedor y dé vuelta una vez a la mitad de la cocción. Desmenuce el pescado aproximadamente con dos tenedores.

4. Escurra los rábanos; Deseche la marinada. Agregue un poco de pescado, tiras de pimiento, mezcla de rábano y salsa de mantequilla de almendras a cada hoja de lechuga. Espolvorear con cilantro. Envuelva la hoja alrededor del relleno. Si lo desea, sujete los paquetes con palillos de madera.

ABADEJO FRITO CON LIMÓN E HINOJO

PREPARACIÓN:25 minutos de asado: 50 minutos significa: 4 porciones

EL ABADEJO, EL ABADEJO Y EL BACALAO TIENENCARNE BLANCA FIRME CON UN SABOR DELICADO. SON INTERCAMBIABLES EN LA MAYORIA DE LAS RECETAS, INCLUIDO ESTE SENCILLO PLATO DE PESCADO Y VERDURAS ASADAS CON HIERBAS Y VINO.

4 filetes de abadejo, abadejo o bacalao frescos o congelados de 6 onzas, de aproximadamente ½ pulgada de grosor

1 bulbo grande de hinojo, sin semillas y en rodajas, guardar las hojas y picar

4 zanahorias medianas, cortadas a la mitad verticalmente y cortadas en trozos de 2 a 3 cm de largo

1 cebolla roja, cortada por la mitad y en rodajas

2 dientes de ajo, picados

1 limón, en rodajas finas

3 cucharadas de aceite de oliva

½ cucharadita de pimienta negra

¾ taza de vino blanco seco

2 cucharadas de perejil fresco finamente picado

2 cucharadas de hojas de hinojo frescas peladas

2 cucharaditas de cáscara de limón finamente picada

1. Descongele el pescado si está congelado. Precaliente el horno a 400°F. Combine el hinojo, las zanahorias, la cebolla, el ajo y las rodajas de limón en una olla rectangular de 3 cuartos. Rocíe con 2 cucharadas de

aceite de oliva y espolvoree con ¼ de cucharadita de pimienta. ponte el abrigo. Vierta el vino en el recipiente. Cubre el recipiente con papel aluminio.

2. Asar durante 20 minutos. Descubrir; Agregue la mezcla de vegetales. Ase por otros 15 a 20 minutos, o hasta que las verduras estén crujientes y suaves. Agregue la mezcla de vegetales. Espolvorea el pescado con el ¼ de cucharadita de pimienta restante. Coloque el pescado encima de la mezcla de verduras. Rocíe con la cucharada restante de aceite de oliva. Ase a la parrilla durante unos 8 a 10 minutos o hasta que el pescado se desmenuce al probarlo con un tenedor.

3. Mezcle el perejil, las hojas de hinojo y la ralladura de limón en un tazón pequeño. Para servir, divida la mezcla de pescado y vegetales en platos para servir. Vierta el jugo sobre el pescado y las verduras. Espolvorear con la mezcla de perejil.

ESTOFADO CAJÚN CON COSTRA DE NUECES, SALSA TÁRTARA, OKRA Y TOMATE

PREPARACIÓN:1 hora Tiempo de cocción: 10 minutos Tiempo de horneado: 8 minutos Rinde: 4 porciones

ESTE PLATO DE PESCADO, VALE LA PENA LA COMPAÑÍATARDA UN POCO EN TERMINAR, PERO LOS RICOS SABORES HACEN QUE VALGA LA PENA. LA SALSA TÁRTARA, UNA SALSA A BASE DE MAYONESA INFUNDIDA CON MOSTAZA, LIMÓN Y CONDIMENTO CAJÚN Y AROMATIZADA CON PIMIENTO ROJO PICADO, CEBOLLETAS Y PEREJIL, SE PUEDE PREPARAR CON UN DÍA DE ANTICIPACIÓN Y REFRIGERAR.

4 cucharadas de aceite de oliva

½ taza de pecanas finamente picadas

2 cucharadas de perejil fresco picado

1 cucharada de tomillo fresco picado

2 filetes de huachinango de 8 onzas, de ½ pulgada de grosor

4 cucharaditas de condimento cajún (ver receta)

½ taza de cebolla rebanada

½ taza de pimiento verde picado

½ taza de apio picado

1 cucharada de ajo picado

1 libra de okra fresca, cortada en rodajas de 1 pulgada (o espárragos frescos, cortados en trozos de 1 pulgada)

8 onzas de tomates cherry o de uva, cortados a la mitad

2 cucharaditas de tomillo fresco picado

pimienta negra

Rémoulade (ver receta a la derecha)

1. Caliente 1 cucharada de aceite de oliva en una sartén mediana a fuego medio-alto. Agregue las nueces y tueste, revolviendo con frecuencia, aproximadamente 5 minutos o hasta que estén doradas y fragantes. Coloque las nueces en un tazón pequeño y deje que se enfríen. Agregue el perejil y el tomillo y reserve.

2. Precaliente el horno a 400°F. Cubra la bandeja para hornear con papel pergamino o papel de aluminio. Coloque los filetes de lomo con la piel hacia abajo en una bandeja para hornear y espolvoree cada uno con 1 cucharadita de condimento cajún. Con una brocha de pastelería, aplique 2 cucharadas de aceite de oliva a los filetes. Distribuya la mezcla de pecanas uniformemente entre los filetes, presionando suavemente las nueces sobre la superficie del pescado para ayudar a que se peguen. Si es posible, cubra las áreas expuestas del filete de pescado con nueces. Hornee el pescado durante 8 a 10 minutos, o hasta que se desmenuce fácilmente con la punta de un cuchillo.

3. En una sartén grande, caliente la cucharada restante de aceite de oliva a fuego medio-alto. Agregue la cebolla, el pimiento, el apio y el ajo. Cocine y revuelva durante 5 minutos o hasta que las verduras estén crujientes y tiernas. Agregue okra en rodajas (o espárragos, si los usa) y tomates; Cocine durante 5 a 7 minutos, o hasta que la okra esté crujiente y tierna y los tomates comiencen a partirse. Retire del fuego y sazone con

tomillo y pimienta negra. Sirva las verduras con el pargo y la rémoulade.

Remoulade: En un procesador de alimentos, haga un puré fino de ½ taza de pimiento rojo picado, ¼ de taza de cebolla verde picada y 2 cucharadas de perejil fresco picado. Agregue ¼ de taza de mayonesa paleo (ver<u>receta</u>), ¼ taza de mostaza Dijon (ver<u>receta</u>), 1½ cucharaditas de jugo de limón y ¼ de cucharadita de condimento cajún (ver<u>receta</u>). Pulso en combinación. Colocar en un bol y refrigerar hasta el momento de servir. (La remoulade se puede preparar con 1 día de anticipación y refrigerar).

EMPANADAS DE ATÚN AL ESTRAGÓN CON ALIOLI DE AGUACATE Y LIMÓN

PREPARACIÓN: 25 minutos de cocción: 6 minutos de preparación: 4 porciones FOTOGRAFÍA

ADEMÁS DEL SALMÓN, EL ATÚN ES UNO DE ESPECIES RARAS DE PESCADO QUE SE PUEDEN PICAR FINAMENTE Y FORMAR HAMBURGUESAS. TENGA CUIDADO DE NO PROCESAR DEMASIADO EL ATÚN EN EL PROCESADOR DE ALIMENTOS.

1 libra de filetes de atún sin piel frescos o congelados

1 clara de huevo, ligeramente batida

¾ taza de harina de lino dorado molido

1 cucharada de estragón o eneldo recién picado

2 cucharadas de cebollín fresco picado

1 cucharadita de cáscara de limón finamente picada

2 cucharadas de aceite de linaza, aceite de aguacate o aceite de oliva

1 aguacate mediano sin hueso

3 cucharadas de mayonesa paleo (ver receta)

1 cucharadita de cáscara de limón finamente picada

2 cucharaditas de jugo de limón fresco

1 diente de ajo, picado

4 onzas de espinacas tiernas (alrededor de 4 tazas bien empaquetadas)

⅓ taza de vinagreta de ajo asado (ver receta)

1 manzana Granny Smith, pelada y cortada en palitos

¼ taza de nueces tostadas picadas (ver gratificación)

1. Descongele el pescado si está congelado. enjuague el pescado; Seque con toallas de papel. Cortar el pescado en trozos de 1½ pulgadas. Coloque el pescado en un procesador de alimentos. Pulse encendido/apagado hasta que esté finamente picado. (Tenga cuidado de no trabajar demasiado o el pastel se endurecerá). Deje el pescado a un lado.

2. En un tazón mediano, mezcle las claras de huevo, ¼ de taza de harina de linaza, el estragón, las cebolletas y la ralladura de limón. Agrega el pescado; Revuelva suavemente para combinar. Forme la mezcla de pescado en cuatro hamburguesas de ½ pulgada de grosor.

3. Coloque la ½ taza restante de harina de linaza en un recipiente poco profundo. Sumerja las hamburguesas en la mezcla de linaza y voltéelas para cubrirlas uniformemente.

4. Caliente el aceite en una sartén muy grande a fuego medio-alto. Cocine las hamburguesas de atún en el aceite caliente durante 6 a 8 minutos, o hasta que un termómetro de lectura instantánea insertado horizontalmente en las hamburguesas indique 160 °F y se gire una vez a la mitad de la cocción.

5. Mientras tanto, para el alioli, triture el aguacate en un tazón mediano con un tenedor. Agregue la mayonesa paleo, la ralladura de limón, el jugo de limón y el ajo. Mezcle hasta que esté bien combinado y casi suave.

6. Coloque las espinacas en un tazón mediano. Mezcle las espinacas con la vinagreta de ajo asado; ponte el abrigo. Para cada porción, coloque una hamburguesa de atún y una cuarta parte de las espinacas en un plato para servir. Cubra el atún con un poco de alioli. Top de espinacas con manzana y nueces. Servir inmediatamente.

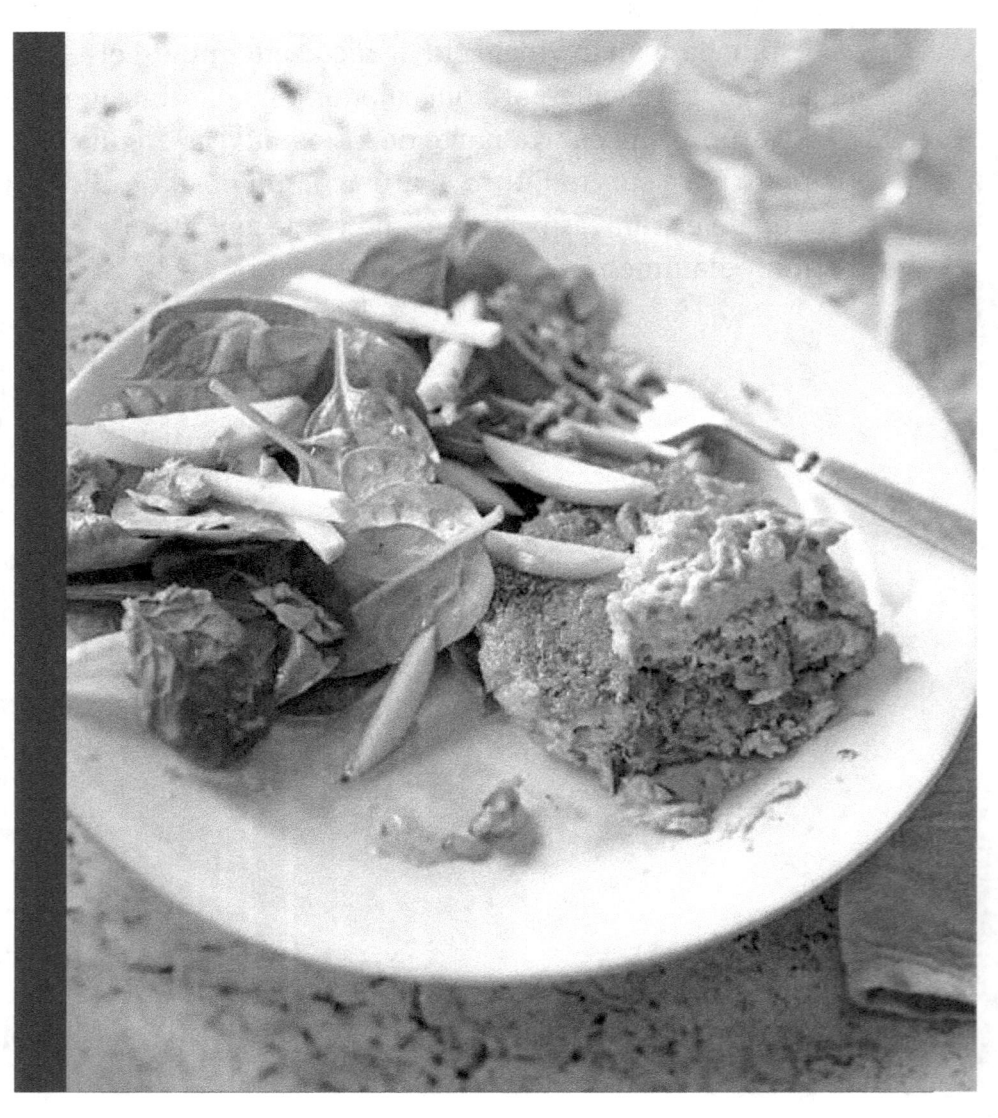

TAJÍN DE LUBINA RAYADA

PREPARACIÓN: 50 minutos frío: 1 a 2 horas cocción: 22 minutos horneado: 25 minutos rinde: 4 porciones

TAGIN ES UN NOMBRE TANTO UN TIPO DE PLATO NORTEAFRICANO (UNA ESPECIE DE GUISO) COMO UNA OLLA EN FORMA DE CONO EN LA QUE SE COCINA. SI NO TIENES UNO, UNA SARTÉN TAPADA FUNCIONARÁ BIEN. CHERMOULA ES UNA PASTA ESPESA DE HIERBAS DEL NORTE DE ÁFRICA QUE SE USA CON MAYOR FRECUENCIA COMO ADOBO PARA PESCADO. SIRVA ESTE COLORIDO PLATO DE PESCADO CON BATATAS O PURÉ DE COLIFLOR.

4 filetes de lubina o halibut frescos o congelados de 6 onzas con piel

1 manojo de cilantro, picado

1 cucharadita de cáscara de limón finamente rallada (reservar)

¼ taza de jugo de limón fresco

4 cucharadas de aceite de oliva

5 dientes de ajo, picados

4 cucharaditas de comino molido

2 cucharaditas de pimentón dulce

1 cucharadita de cilantro molido

¼ de cucharadita de anís molido

1 cebolla grande, pelada, cortada por la mitad y en rodajas finas

1 lata de 15 onzas de tomates asados sin sal, cortados en cubitos, sin sal

½ taza de caldo de huesos de pollo (ver<u>receta</u>) o caldo de pollo sin sal añadida

1 pimiento amarillo grande, sin semillas y cortado en tiras de ½ pulgada

1 pimiento naranja grande, sin semillas y cortado en tiras de ½ pulgada

1. Descongele el pescado si está congelado. enjuague el pescado; Seque con toallas de papel. Coloque los filetes de pescado en un plato hondo sin metal. Ponga a un lado el pescado.

2. Para la chermoula, combine el cilantro, el jugo de limón, 2 cucharadas de aceite de oliva, 4 dientes de ajo picados, comino, paprika, cilantro y anís en una licuadora o procesador de alimentos pequeño. Cubra y mezcle hasta que quede suave.

3. Cubra la mitad de la chermoula sobre el pescado y voltee el pescado para que ambos lados queden cubiertos. Cubra y enfríe durante 1 a 2 horas. Cubra con la chermula restante; Dejar a temperatura ambiente hasta que se necesite.

4. Precaliente el horno a 325°F. Caliente las 2 cucharadas de aceite restantes en una sartén grande a fuego medio-alto. agregue las cebollas; cocine y revuelva durante 4 a 5 minutos o hasta que estén tiernos. Agregue el diente de ajo picado restante. hervir y revolver durante 1 minuto. Agregue la chermula reservada, los tomates, el caldo de hueso de pollo, las tiras de pimiento y la ralladura de limón. hervir; Baja la calefaccion. Cocine a fuego lento sin tapar durante

15 minutos. Si lo desea, transfiera la mezcla al tagine; Coloca encima el pescado y la chermula restante del bowl. Página principal; Hornee por 25 minutos. Servir inmediatamente.

HALIBUT EN SALSA DE AJO CON GAMBAS Y SOFRITO DE VERDURAS

PREPARACIÓN:30 minutos de cocción: 19 minutos de preparación: 4 porciones

HAY DIFERENTES FUENTES Y TIPOS DE HALIBUT.Y PUEDEN SER DE MUY DIFERENTE CALIDAD – Y PESCADOS EN MUY DIFERENTES CONDICIONES. LA SOSTENIBILIDAD DE LOS PECES, EL ENTORNO EN EL QUE VIVEN Y LAS CONDICIONES EN LAS QUE SE CRIAN/CAPTURAN SON FACTORES QUE DETERMINAN QUE PESCADOS SON BUENAS OPCIONES PARA COMER. VISITE EL SITIO WEB DEL ACUARIO DE LA BAHIA DE MONTEREY (WWW.SEAFOODWATCH.ORG) PARA OBTENER LA INFORMACION MAS RECIENTE SOBRE QUE PESCADO COMER Y CUAL EVITAR.

4 filetes de halibut frescos o congelados de 6 onzas, de aproximadamente 1 pulgada de grosor

pimienta negra

6 cucharadas de aceite de oliva virgen extra

½ taza de cebolla finamente picada

¼ taza de pimiento rojo cortado en cubitos

2 dientes de ajo, picados

¾ cucharadita de pimentón español ahumado

½ cucharadita de orégano recién picado

4 tazas de hojas de berza, sin tallo, cortadas en tiras de ¼ de pulgada de grosor (alrededor de 12 onzas)

⅓ taza de agua

8 onzas de camarones medianos, pelados, desvenados y picados en trozos grandes

4 dientes de ajo, en rodajas finas

¼ a ½ cucharadita de pimiento rojo triturado

⅓ taza de jerez seco

2 cucharadas de jugo de limón

¼ taza de perejil fresco picado

1. Descongele el pescado si está congelado. enjuague el pescado; Seque con toallas de papel. Espolvorear el pescado con pimienta. Caliente 2 cucharadas de aceite de oliva en una sartén grande a fuego medio-alto. Agrega los filetes; Cocine durante 10 minutos o hasta que estén dorados y el pescado se desmenuce cuando se prueba con un tenedor. Dar la vuelta una vez a la mitad de la cocción. Transfiera el pescado a un plato y tienda forrado con papel de aluminio para mantener el calor.

2. Mientras tanto, en otra sartén grande, caliente 1 cucharada de aceite de oliva a fuego medio-alto. Agrega la cebolla, el pimiento, 2 dientes de ajo picados, la pimienta y el orégano; cocine y revuelva durante 3 a 5 minutos o hasta que estén tiernos. Agregue las verduras verdes y el agua. Tape y cocine durante 3 a 4 minutos o hasta que el líquido se haya evaporado y las verduras estén tiernas, revolviendo ocasionalmente. Tapar y mantener caliente hasta el momento de servir.

3. Para la salsa de camarones, agregue las 3 cucharadas restantes de aceite de oliva a la sartén en la que cocinará el pescado. Agregue los camarones, 4 dientes

de ajo y pimiento rojo triturado. Cocine y revuelva durante 2 a 3 minutos o hasta que el ajo comience a dorarse. Agrega los camarones; Cocine hasta que los camarones estén firmes y rosados, de 2 a 3 minutos. Agregue el jerez y el jugo de limón. Cocine durante 1 a 2 minutos o hasta que se reduzca ligeramente. Agrega el perejil.

4. Unte los filetes de halibut con salsa de gambas. Servir con verduras.

BULLABESA DE MARISCO

DE PRINCIPIO A FIN: 1¾ HORAS RINDE: 4 PORCIONES

AL IGUAL QUE EL CIOPPINO ITALIANO, ESTE GUISO DE MARISCOS FRANCÉS ES SIMILAREL PESCADO Y EL MARISCO PARECEN UNA MUESTRA DE LA PESCA DEL DÍA ECHADA EN UNA OLLA CON AJO, CEBOLLA, TOMATE Y VINO. SIN EMBARGO, EL AROMA CARACTERISTICO DE LA BULLABESA ES UNA COMBINACION DE SABORES DE AZAFRAN, HINOJO Y PIEL DE NARANJA.

- 1 libra de filetes de halibut sin piel, frescos o congelados, cortados en trozos de 1 pulgada
- 4 cucharadas de aceite de oliva
- 2 tazas de cebolla picada
- 4 dientes de ajo, machacados
- 1 cabeza de hinojo, pelada y picada
- 6 tomates Roma, en rodajas
- ¾ taza de caldo de huesos de pollo (ver receta) o caldo de pollo sin sal añadida
- ¼ taza de vino blanco seco
- 1 taza de cebolla finamente picada
- 1 cabeza de hinojo, limpia y finamente picada
- 6 dientes de ajo, picados
- 1 naranja
- 3 tomates Roma, finamente picados
- 4 hebras de azafrán
- 1 cucharada de orégano fresco rallado
- 1 libra de almejas de cuello pequeño, limpias y lavadas

1 libra de almejas, sin barbas, fregadas y enjuagadas (ver gratificación)

orégano fresco picado (opcional)

1. Descongele el halibut si está congelado. enjuague el pescado; Seque con toallas de papel. Ponga a un lado el pescado.

2. En un horno de 6 a 8 cuartos, caliente 2 cucharadas de aceite de oliva a fuego medio-alto. Agregue 2 tazas de cebolla picada, 1 hinojo picado y 4 dientes de ajo a la sartén. Cocine, revolviendo ocasionalmente, de 7 a 9 minutos, o hasta que la cebolla se ablande. Agregue 6 tomates picados y 1 hinojo picado; Cocine por otros 4 minutos. Agregue el caldo de hueso de pollo y el vino blanco a la olla; cocine a fuego lento durante 5 minutos; deja que se enfríe un poco. Coloque la mezcla de vegetales en una licuadora o procesador de alimentos. Cubra y revuelva o procese hasta que quede suave; Poner a un lado.

3. En el mismo horno holandés, caliente la cucharada restante de aceite de oliva a fuego medio-alto. Agregue 1 taza de cebolla finamente picada, 1 cabeza de hinojo finamente picado y 6 dientes de ajo picados. Cocine a fuego medio-alto durante 5 a 7 minutos o hasta que estén casi tiernos, revolviendo con frecuencia.

4. Con un pelador de verduras, retire la cáscara de las naranjas en tiras anchas. Poner a un lado. Coloque la mezcla de puré de verduras, 3 rodajas de tomate, azafrán, orégano y tiras de cáscara de naranja en una

olla holandesa. hervir; Reduzca el calor para mantener un fuego lento. Agrega las almejas, los mejillones y el pescado; Revuelva suavemente para cubrir el pescado con la salsa. Ajuste el calor según sea necesario para mantener un fuego lento. Cubra y cocine a fuego lento durante 3 a 5 minutos, hasta que las almejas y los mejillones se abran y el pescado se desmenuce cuando se prueba con un tenedor. Para servir, vierta en tazones poco profundos. Espolvorea con orégano adicional, si lo deseas.

CEVICHE DE CAMARÓN CLÁSICO

PREPARACIÓN:20 minutos cocinar: 2 minutos enfriar: 1 hora reposar: 30 minutos rinde: 3 a 4 porciones

ESTE PLATO LATINOAMERICANO ES EXCELENTE.SABOR Y TEXTURA. PEPINO Y APIO CRUJIENTES, AGUACATE CREMOSO, JALAPEÑOS PICANTES Y PICANTES, Y UNA MEZCLA TIERNA Y DULCE DE CAMARONES CON JUGO DE LIMA Y ACEITE DE OLIVA. EN EL CEVICHE TRADICIONAL, LA ACIDEZ DEL JUGO DE LIMA "COCINA" LOS CAMARONES, PERO UNA INMERSIÓN RÁPIDA EN AGUA HIRVIENDO NO DEJA NADA AL AZAR, SOLO PARA ESTAR SEGURO, Y NO AFECTA EL SABOR O LA TEXTURA DE LOS CAMARONES.

1 libra de camarones medianos frescos o congelados, pelados y desvenados, sin colas

Medio pepino, pelado, sin semillas y en rodajas

1 taza de apio picado

Media cebolla roja pequeña, picada

1 a 2 jalapeños, sin semillas y en rodajas (vergratificación)

½ taza de jugo de limón fresco

2 tomates Roma, cortados en cubitos

1 aguacate, cortado a la mitad, sin hueso, pelado y cortado en cubitos

¼ taza de cilantro fresco

3 cucharadas de aceite de oliva

½ cucharadita de pimienta negra

1. Si los camarones están congelados, descongélelos. Pele los camarones y retire las rodajas; quitar colas. enjuague los camarones; Seque con toallas de papel.

2. Llene una cacerola grande hasta la mitad con agua. vamos a hervir. Pon los camarones en el agua hirviendo. Cocine sin tapar durante 1 a 2 minutos o hasta que los camarones se vuelvan opacos. drenar. Coloque los camarones bajo agua fría y escúrralos nuevamente. Cortar las gambas.

3. En un recipiente no reactivo muy grande, combine los camarones, los pepinos, el apio, la cebolla, los jalapeños y el jugo de lima. Cubra y revuelva una o dos veces en el refrigerador durante 1 hora.

4. Agregue los tomates, el aguacate, el cilantro, el aceite de oliva y la pimienta negra. Tape y deje reposar a temperatura ambiente durante 30 minutos. Revuelva suavemente antes de servir.

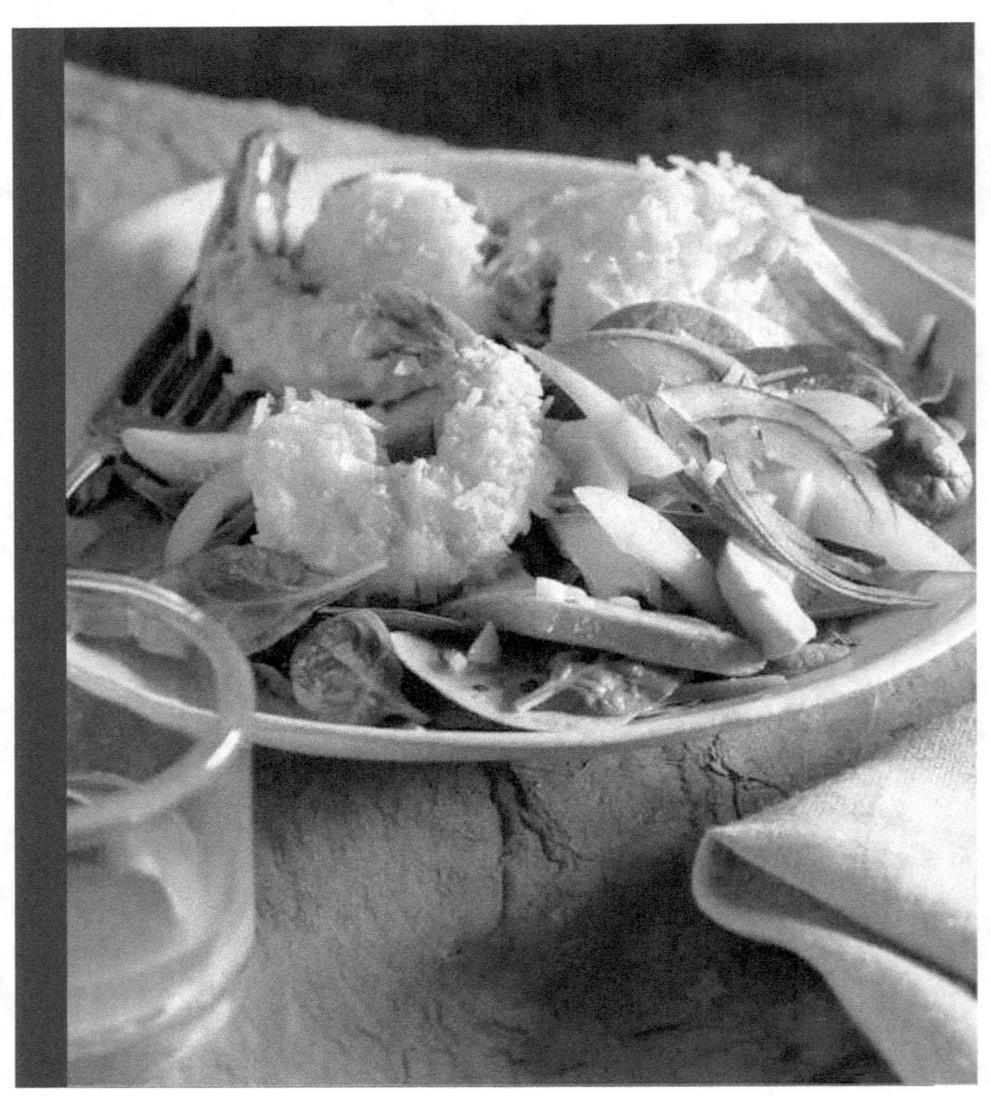

ENSALADA DE ESPINACAS CON COSTRA DE COCO Y GAMBAS

PREPARACIÓN:Hornear durante 25 minutos: 8 minutos significa: 4 porcionesFOTOGRAFÍA

LATAS DE AEROSOL DE ACEITE DE OLIVA PRODUCIDAS COMERCIALMENTEPUEDE CONTENER ALCOHOL DE GRANO, LECITINA Y AGENTES LEUDANTES; NO ES UNA BUENA COMBINACIÓN SI ESTÁ TRATANDO DE COMER ALIMENTOS LIMPIOS Y REALES Y EVITAR LOS GRANOS, LAS GRASAS NO SALUDABLES, LAS LEGUMBRES Y LOS PRODUCTOS LÁCTEOS. EL ROCIADOR DE ACEITE USA SOLO AIRE PARA TRANSFERIR EL ACEITE A UN ROCIADOR FINO, IDEAL PARA CUBRIR LIGERAMENTE LAS GAMBAS CON CORTEZA DE COCO ANTES DE HORNEARLAS.

1½ libras de camarones extra grandes frescos o congelados con caparazón

Botella pulverizadora Misto llena de aceite de oliva virgen extra

2 huevos

¾ taza de hojuelas de coco sin azúcar o coco rallado

¾ taza de harina de almendras

½ taza de aceite de aguacate o aceite de oliva

3 cucharadas de jugo de limón fresco

2 cucharadas de jugo de limón fresco

2 dientes de ajo pequeños, picados

⅛ a ¼ de cucharadita de pimiento rojo triturado

8 tazas de espinacas tiernas frescas

1 aguacate mediano, cortado a la mitad, sin hueso, pelado y en rodajas finas

1 pimiento naranja o amarillo pequeño, cortado en tiras finas del tamaño de un bocado

½ taza de cebolla roja

1. Si los camarones están congelados, descongélelos. Pelar y desvenar los camarones, dejando las colas intactas. enjuague los camarones; Seque con toallas de papel. Precaliente el horno a 450°F. Cubra una bandeja para hornear grande con papel de aluminio; Engrasar el papel aluminio ligeramente con el aceite de la botella de Misto; Poner a un lado.

2. Bate los huevos en un recipiente poco profundo con un tenedor. En otro tazón plano, mezcle la harina de coco y almendras. Sumerge los camarones en los huevos y voltéalos para cubrirlos. Sumerja en la mezcla de coco y presione para cubrir (deje las colas sin cubrir). Coloque los camarones en una sola capa en la bandeja para hornear preparada. Cubre la parte superior de los camarones con el aceite de la botella de Misto.

3. Hornee durante 8 a 10 minutos o hasta que los camarones estén translúcidos y la capa esté ligeramente dorada.

4. Para preparar el aderezo, combine el aceite de aguacate, el jugo de limón, el jugo de lima, el ajo y el pimiento rojo molido en un tarro pequeño. Cubra y agite bien.

5. Para las ensaladas, divida las espinacas en cuatro platos para servir. Cubra con aguacate, pimiento,

cebolla roja y camarones. Vierta sobre el aderezo y sirva inmediatamente.

CEVICHE TROPICAL DE CAMARONES Y VIEIRAS

PREPARACIÓN:Marinar durante 20 minutos: 30 a 60 minutos Rinde: 4 a 6 porciones

EL CEVICHE FRÍO Y LIGERO ES UNA GRAN COMIDA.PARA UNA CALUROSA NOCHE DE VERANO. CON MELÓN, MANGO, CHILE SERRANO, HINOJO Y ALIÑO DE MANGO Y LIMA (VER<u>RECETA</u>), ESTA ES UNA VERSIÓN DULCE Y PICANTE DEL ORIGINAL.

1 libra de vieiras frescas o congeladas

1 libra de camarones grandes frescos o congelados

2 tazas de melón dulce cortado en cubitos

2 mangos medianos, sin semillas, pelados y cortados en cubitos (alrededor de 2 tazas)

1 cabeza de hinojo, semillas cortadas en cuartos y en rodajas finas

1 pimiento rojo mediano, picado (alrededor de ¾ de taza)

1 a 2 chiles serranos, sin semillas y en rodajas finas si se desea (ver<u>gratificación</u>)

½ taza de cilantro fresco empacado suelto, picado

1 receta de aderezo para ensalada de mango y lima (ver<u>receta</u>)

1. Descongele las vieiras y los camarones, si están congelados. Cortar los frijoles por la mitad horizontalmente. Pelar las gambas, escurrirlas y cortarlas por la mitad horizontalmente. Enjuague las vieiras y los camarones; Seque con toallas de papel. Llena tres cuartas partes de una olla grande con agua. vamos a hervir. Agrega los camarones y las vieiras;

Cocine de 3 a 4 minutos o hasta que los camarones y las vieiras estén opacos; escurrir y enjuagar con agua fría para que se enfríe rápidamente. Escurrir bien y dejar reposar.

2. En un tazón muy grande, combine el melón, el mango, el hinojo, el pimiento, el chile serrano y el cilantro. Agrega el aderezo para ensalada de mango y lima; Tirar con cuidado sobre el abrigo. Agregue suavemente los camarones cocidos y las vieiras. Marinar en el refrigerador durante 30 a 60 minutos antes de servir.

GAMBAS JAMAICANAS CON ACEITE DE AGUACATE

EMPEZAR A ACABAR:20 minutos significa: 4 porciones

CON UN TIEMPO TOTAL DE 20 MINUTOS A LA MESAESTE PLATO ES OTRA RAZÓN DE PESO PARA UNA COMIDA SALUDABLE INCLUSO EN LAS NOCHES MÁS OCUPADAS EN CASA.

1 libra de camarones medianos frescos o congelados
1 taza de mango picado y pelado (1 mediano)
⅓ taza de cebolla roja en rodajas finas
¼ taza de cilantro fresco
1 cucharada de jugo de limón fresco
2 a 3 cucharadas de condimento jamaicano (ver receta)
1 cucharada de aceite de oliva virgen extra
2 cucharadas de aceite de aguacate

1. Si los camarones están congelados, descongélelos. En un tazón mediano, combine el mango, la cebolla, el cilantro y el jugo de limón.

2. Pelar y adelgazar las gambas. enjuague los camarones; Seque con toallas de papel. Coloque los camarones en un tazón mediano. Espolvorea con condimento jamaicano. revuelve para cubrir los camarones por todos lados.

3. En una sartén antiadherente grande, caliente el aceite de oliva a fuego medio-alto. agrega los camarones; cocine y revuelva durante aproximadamente 4

minutos o hasta que esté opaco. Rocíe los camarones con aceite de aguacate y sirva con la mezcla de mango.

CAMARONES CON ESPINACAS MARCHITAS Y RADICCHIO

PREPARACIÓN:Cocinar 15 minutos: preparar 8 minutos: 3 porciones

"SCAMPI" SE REFIERE A UN PLATO CLÁSICO DE RESTAURANTECAMARONES GRANDES, GUISADOS O FRITOS EN MANTEQUILLA CON MUCHO AJO Y LIMÓN. ESTA DELICIOSA VERSIÓN DE ACEITE DE OLIVA ESTÁ APROBADA POR PALEO Y ESTÁ ENRIQUECIDA NUTRICIONALMENTE CON ACHICORIA Y ESPINACAS ASADAS RÁPIDAMENTE.

1 libra de camarones grandes frescos o congelados
4 cucharadas de aceite de oliva virgen extra
6 dientes de ajo, picados
½ cucharadita de pimienta negra
¼ taza de vino blanco seco
½ taza de perejil fresco picado
½ cabeza de achicoria, limpia y en rodajas finas
½ cucharadita de pimiento rojo triturado
9 tazas de espinacas tiernas
rodajas de limon

1. Si los camarones están congelados, descongélelos. Pelar y desvenar los camarones, dejando las colas intactas. Caliente 2 cucharadas de aceite de oliva en una sartén grande a fuego medio-alto. Agregue los camarones, 4 dientes de ajo picados y pimienta negra. Cocine y revuelva durante unos 3 minutos o hasta que los camarones estén opacos. Coloque la mezcla de camarones en un tazón.

2. Vierta vino blanco en la sartén. Cocine mientras revuelve hasta que el ajo marrón se suelte del fondo de la sartén. Vierta el vino sobre los camarones; tirar combinar. Agrega el perejil. Cubra sin apretar con papel aluminio para mantener el calor; Poner a un lado.

3. Agregue las 2 cucharadas restantes de aceite de oliva, los 2 dientes de ajo picados restantes, la achicoria y el pimiento rojo picado a la sartén. Cocine y revuelva a fuego medio-alto durante 3 minutos o hasta que la achicoria comience a marchitarse. Agregue suavemente las espinacas. cocine y revuelva durante otros 1 a 2 minutos o hasta que la espinaca se ablande.

4. Para servir, divida la mezcla de espinacas en tres platos para servir. Cubra con la mezcla de camarones. Servir con rodajas de limón para exprimir los camarones y las verduras.

ENSALADA DE CANGREJO CON AGUACATE, TORONJA Y JÍCAMA

EMPEZAR A ACABAR:30 minutos significa: 4 porciones

LO MEJOR ES CARNE DE CANGREJO O DE ALETA DORSALPARA ESTA ENSALADA. LA CARNE DE CANGREJO EN TROZOS SON PIEZAS GRANDES QUE FUNCIONAN BIEN EN ENSALADAS. LA ALETA DORSAL ES UNA MEZCLA DE TROZOS ROTOS DE CARNE DE CANGREJO GIGANTE Y TROZOS MAS PEQUEÑOS DE CARNE DE CANGREJO DEL CUERPO DEL CANGREJO. AUNQUE LA ALETA DORSAL ES MÁS PEQUEÑA QUE LA DE UN CANGREJO GIGANTE, FUNCIONA BIEN. LO MEJOR ES FRESCO, POR SUPUESTO, PERO LOS CAMARONES CONGELADOS DESCONGELADOS SON UNA BUENA OPCIÓN.

6 tazas de espinacas tiernas
½ puerro mediano, pelado y cortado en juliana*
2 pomelos rosados o rubí, pelados, sin semillas y en rodajas**
2 aguacates pequeños, cortados por la mitad
1 libra de carne de cangrejo en trozos o de aleta dorsal
Aderezo de toronja y albahaca (ver receta a la derecha)

1. Divida las espinacas en cuatro platos para servir. Cubra con jícama, gajos de toronja y jugo recolectado, aguacate y carne de cangrejo. Vierta sobre el aderezo de toronja y albahaca.

Aderezo de toronja y albahaca: Mezcle ⅓ de taza de aceite de oliva virgen extra en un frasco; ¼ taza de jugo de toronja fresco; 2 cucharadas de jugo de naranja fresco; ½ chalote pequeño, picado; 2 cucharadas de albahaca fresca finamente picada; ¼ de cucharadita de pimiento rojo molido; y ¼ de cucharadita de pimienta negra. Cubra y agite bien.

*Tip: Una peladora de juliana corta rápidamente la jícama en tiras finas.

**Consejo: Para rebanar una toronja, corte una rodaja del extremo y del fondo de la fruta. Colóquelo en posición vertical sobre la superficie de trabajo. Cortar la fruta en trozos de arriba abajo, siguiendo la forma redondeada de la fruta para quitar la piel en tiras. Sostenga la fruta sobre un tazón y use un cuchillo para pelar para marcar el centro de la fruta a lo largo de los lados de cada sección para separarla de la pulpa. Coloca los gajos con el jugo acumulado en un bol. descartar la médula ósea.

LA COLA DE LANGOSTA CAJÚN SE COCINA CON ALIOLI DE ESTRAGÓN

PREPARACIÓN:Cocinar por 20 minutos: Hacer 30 minutos: 4 porciones<u>FOTOGRAFÍA</u>

PARA UNA CENA ROMÁNTICA PARA DOS,ESTA RECETA ES FÁCIL DE REDUCIR A LA MITAD. USE TIJERAS DE COCINA MUY AFILADAS PARA CORTAR EL CAPARAZON DE LA COLA DE LANGOSTA Y CAVAR EN LA RICA CARNE.

2 recetas de condimentos cajún (ver<u>receta</u>)
12 dientes de ajo, pelados y partidos por la mitad
2 limones, partidos por la mitad
2 zanahorias grandes, peladas
2 palitos de apio pelados
2 bulbos de hinojo, en rodajas finas
1 libra de champiñones enteros
4 colas de langosta de Maine de 7 a 8 onzas
4 brochetas de bambú de 8 pulgadas
½ taza de paleo alioli (mayonesa de ajo) (ver<u>receta</u>)
¼ taza de mostaza Dijon (ver<u>receta</u>)
2 cucharadas de estragón o perejil fresco rallado

1. En una olla de 8 cuartos, combine 6 tazas de agua, condimento cajún, ajo y limón. hervir; Deja que se cocine durante 5 minutos. Reduzca el fuego para que el líquido hierva.

2. Corte las zanahorias y el apio transversalmente en cuatro partes. Agregue zanahorias, apio e hinojo al

líquido. Tape y cocine por 10 minutos. agrega los champiñones; tapa y cocina por 5 minutos. Usando una cuchara ranurada, transfiera las verduras a un tazón para servir. mantener caliente

3. Comenzando en el extremo del cuerpo de cada cola de langosta, inserte la brocheta entre la carne y el caparazón, llegando casi hasta el final de la cola. (Esto evitará que la cola se enrosque mientras se cocina). Reduzca el fuego. Cocine las colas de langosta en un líquido apenas hirviendo a fuego lento en una sartén durante 8 a 12 minutos, o hasta que las conchas estén de color rojo brillante y la carne esté tierna al pincharla con un tenedor. Retire la langosta del líquido de cocción. Sostenga las colas de langosta con una toalla de cocina y retire y deseche las brochetas.

4. En un tazón pequeño, mezcle el alioli paleo, la mostaza Dijon y el estragón. Servir con langosta y verduras.

PATATAS FRITAS DE ALMEJAS CON ALIOLI DE AZAFRÁN

DE PRINCIPIO A FIN: 1¼ HORAS SIGNIFICA: 4 PORCIONES

ES UNA VERSIÓN PALEO DEL CLÁSICO FRANCÉS.MEJILLONES AL VAPOR EN VINO BLANCO Y HIERBAS, SERVIDOS CON FINAS Y CRUJIENTES PATATAS FRITAS BLANCAS. DESECHE LAS ALMEJAS QUE NO SE CIERREN ANTES DE COCINAR Y LAS QUE NO SE ABRAN DESPUES DE COCINAR.

PATATAS FRITAS DE CHIRIVIA
1½ libras de chirivías, peladas y cortadas en juliana de 3 × ¼ de pulgada
3 cucharadas de aceite de oliva
2 dientes de ajo, picados
¼ cucharadita de pimienta negra
⅛ cucharadita de pimienta de cayena

ALIOLI DE AZAFRAN
⅓ taza de paleo alioli (mayonesa de ajo) (ver receta)
⅛ cucharadita de hilo de azafrán, ligeramente triturado

CONCHAS
4 cucharadas de aceite de oliva
½ taza de chalotes finamente picados
6 dientes de ajo, picados
¼ cucharadita de pimienta negra
3 tazas de vino blanco seco
3 ramitas grandes de perejil plano
4 libras de almejas, limpias y deshuesadas*

¼ taza de perejil italiano fresco picado

2 cucharadas de estragón fresco rallado (opcional)

1. Para las papas fritas con chirivía, precaliente el horno a 450 °F. Remoje las chirivías en rodajas durante 30 minutos en suficiente agua fría para cubrirlas en el refrigerador. escurrir y secar con toallas de papel.

2. Cubra una bandeja para hornear grande con papel pergamino. Coloque las chirivías en un tazón muy grande. En un tazón pequeño, mezcle 3 cucharadas de aceite de oliva, 2 dientes de ajo picados, ¼ de cucharadita de pimienta negra y pimienta de cayena. Rocíe sobre las chirivías y revuelva para cubrir. Extienda las chirivías de manera uniforme en la bandeja para hornear preparada. Hornee durante 30 a 35 minutos o hasta que estén tiernos y comiencen a dorarse, revolviendo ocasionalmente.

3. Para el alioli Paleo, combine el alioli y el azafrán en un tazón pequeño. Cubrir y refrigerar hasta servir.

4. Mientras tanto, en una olla de 6-8 cuartos de galón o en un horno holandés, caliente 4 cucharadas de aceite de oliva a fuego medio-alto. Agregue los chalotes, 6 dientes de ajo y ¼ de cucharadita de pimienta negra; cocina unos 2 minutos o hasta que estén blandas y blandas, revolviendo con frecuencia.

5. Agregue vino y ramitas de perejil a la olla; hervir. Añade las almejas y remueve un par de veces. Cubra bien y cocine al vapor, revolviendo suavemente dos veces, durante 3 a 5 minutos o hasta que se abran las conchas. Deseche las conchas que no se abran.

6. Usando una espátula grande, coloque las almejas en tazones de sopa poco profundos. Retire las ramitas de perejil del líquido de cocción y deséchelas; Vierta el líquido de la cocción sobre los mejillones. Adorne con perejil picado y estragón, si lo desea. Sirva inmediatamente con patatas fritas de chirivía y alioli de azafrán.

* Consejo: cocinar los mejillones el día de la compra. Si usa almejas recolectadas en la naturaleza, sumérjalas en un recipiente con agua fría durante 20 minutos para eliminar la arena y la gravilla. (Esto no es necesario para las almejas criadas en granjas). Frote las almejas una a la vez con un cepillo rígido bajo el chorro de agua fría. Retire las semillas de las almejas unos 10 a 15 minutos antes de cocinar. Una barba es una pequeña colección de fibras que emergen del caparazón. Para quitar las barbas, agarre la cuerda con el pulgar y el índice y tire hacia la bisagra. (Este método no destruirá la almeja). También puede usar tenazas o pinzas para pescado. Asegúrate de que la concha de cada almeja esté bien sellada. Cuando las almejas estén abiertas, golpéalas suavemente sobre la encimera. Deseche las almejas que no se cierren en unos minutos. Deseche las almejas con conchas rotas o dañadas.

VIEIRAS AL HORNO CON SABOR A REMOLACHA

EMPEZAR A ACABAR:30 minutos significa: 4 porcionesFOTOGRAFÍA

PARA UNA BUENA CORTEZA DORADA,ASEGURESE DE QUE LA SUPERFICIE DE LAS VIEIRAS ESTE REALMENTE SECA, Y QUE LA SARTEN ESTE CALIENTE, ANTES DE AGREGARLAS A LA SARTEN. ADEMAS, DEJE QUE LAS VIEIRAS SE COCINEN SIN TOCARLAS DURANTE 2 A 3 MINUTOS, REVISANDOLAS CUIDADOSAMENTE ANTES DE DARLES LA VUELTA.

1 libra de vieiras frescas o congeladas, secadas con toallas de papel

3 remolachas medianas, peladas y en rodajas

½ manzana Granny Smith, pelada y en rodajas

2 jalapeños, despalillados, sin semillas y rebanados (vergratificación)

¼ taza de cilantro fresco picado

2 cucharadas de cebolla morada finamente picada

4 cucharadas de aceite de oliva

2 cucharadas de jugo de limón fresco

pimienta blanca

1. Si las vieiras están congeladas, descongélelas.

2. Para la golosina de remolacha, combine las remolachas, la manzana, los jalapeños, el cilantro, la cebolla, 2 cucharadas de aceite de oliva y el jugo de lima en un tazón mediano. Mezclar bien. Reserva mientras preparas las vieiras.

3. Enjuague las vieiras; Seque con toallas de papel. Caliente las 2 cucharadas restantes de aceite de oliva en una sartén grande a fuego medio-alto. Agrega las vieiras; Freír de 4 a 6 minutos o hasta que estén doradas y apenas opacas por fuera. Espolvorea ligeramente las vieiras con pimienta blanca.

4. Para servir, distribuya las golosinas de remolacha uniformemente en platos para servir. Cubra con vieiras. Servir inmediatamente.

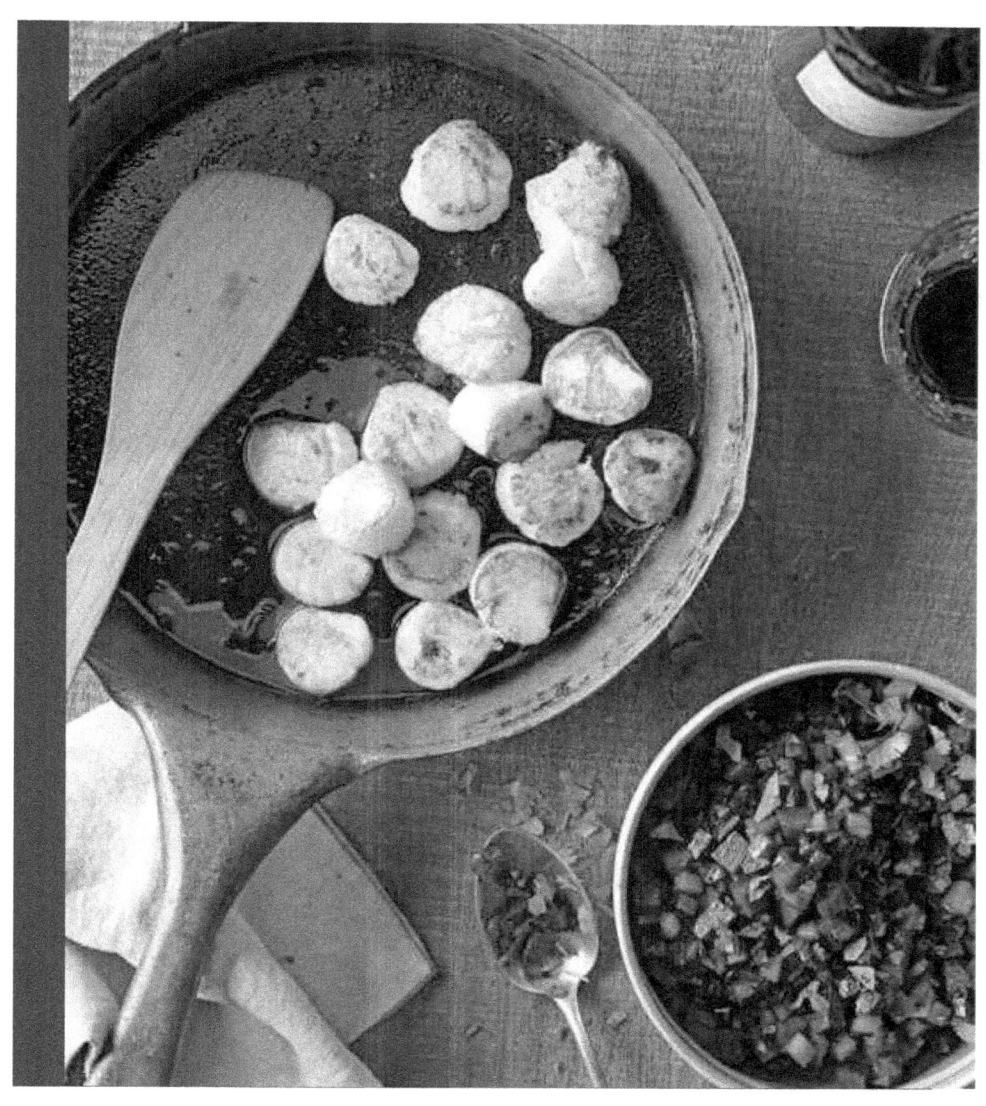

VIEIRAS A LA PLANCHA CON SALSA DE PEPINO Y ENELDO

PREPARACIÓN:35 minutos frío: 1 a 24 horas A la parrilla: 9 minutos Rinde: 4 porciones

AQUÍ HAY UN CONSEJO PARA OBTENER EL AGUACATE MÁS PRÍSTINO:CÓMPRALOS CUANDO ESTÉN DE COLOR VERDE BRILLANTE Y FIRMES, LUEGO DÉJALOS MADURAR EN EL MOSTRADOR DURANTE UNOS DÍAS, HASTA QUE CEDAN UN POCO CUANDO LOS APRIETES SUAVEMENTE CON LOS DEDOS. SI ESTÁN DUROS E INMADUROS, NO SE APLASTARÁN EN EL CAMINO DESDE EL MERCADO.

12 o 16 vieiras frescas o congeladas (1¼ a 1¾ libras en total)

¼ taza de aceite de oliva

4 dientes de ajo, picados

1 cucharadita de pimienta negra recién molida

2 calabacines medianos, cortados a lo largo y partidos por la mitad

½ pepino mediano, cortado a la mitad a lo largo y en rodajas finas a lo ancho

1 aguacate mediano, cortado a la mitad, sin semillas, pelado y rebanado

1 tomate mediano, sin semillas, sin semillas y picado

2 cucharaditas de menta fresca pelada

1 cucharadita de eneldo fresco picado

1. Si las vieiras están congeladas, descongélelas. Enjuague las vieiras con agua fría; Seque con toallas de papel. En un tazón grande, mezcle 3 cucharadas de aceite, ajo y ¾ de cucharadita de pimienta. Agrega las

vieiras; Tirar con cuidado sobre el abrigo. Cubra y refrigere durante al menos 1 hora o hasta 24 horas, revolviendo ocasionalmente.

2. Cubra las mitades de calabacín con la cucharada restante de aceite. espolvorea uniformemente con el ¼ de cucharadita de pimienta restante.

3. Escurra las vieiras y deseche la marinada. Pase dos brochetas de 10 a 12 pulgadas a través de cada vieira, usando 3 o 4 vieiras para cada par de brochetas, dejando ½ pulgada de espacio entre las vieiras. * (Ensartar las vieiras en dos brochetas las mantendrá estables mientras las asa a la parrilla y las voltea).

4. Para una parrilla de carbón o de gas, coloque las brochetas de vieiras y las mitades de calabacín directamente sobre la rejilla de la parrilla a fuego medio-alto. ** Tape y cocine a la parrilla hasta que las vieiras estén translúcidas y el calabacín esté apenas tierno. Espere de 6 a 8 minutos para las vieiras y de 9 a 11 minutos para los calabacines.

5. Para la salsa, combine el pepino, el aguacate, el tomate, la menta y el eneldo en un tazón mediano. Revuelva suavemente para combinar. Coloque 1 brocheta de vieiras en cada uno de los cuatro platos para servir. Cortar los calabacines por la mitad transversalmente y colocarlos en platos junto con las vieiras. Vierta la mezcla de pepino uniformemente sobre las vieiras.

*Consejo: si usa brochetas de madera, remójelas en suficiente agua durante 30 minutos para cubrirlas antes de usarlas.

** Para la parrilla: Preparar como se describe en el paso 3. Coloque las brochetas de vieiras y las mitades de calabacín en la plancha sin calentar de la sartén. Dore de 4 a 5 pulgadas sobre el fuego hasta que las vieiras estén translúcidas y el calabacín esté tierno. Espere de 6 a 8 minutos para las vieiras y de 10 a 12 minutos para los calabacines.

VIEIRAS AL HORNO CON TOMATE, ACEITE DE OLIVA Y SALSA DE HIERBAS

PREPARACION: Cocinar por 20 minutos: preparar 4 minutos: 4 porciones

LA SALSA ES CASI COMO UNA VINAGRETA TIBIA. EL ACEITE DE OLIVA, LOS TOMATES FRESCOS PICADOS, EL JUGO DE LIMON Y LAS HIERBAS SE COMBINAN Y SE CALIENTAN MUY SUAVEMENTE, LO SUFICIENTE PARA INFUNDIR LOS SABORES, Y LUEGO SE SIRVEN CON VIEIRAS CHAMUSCADAS Y UNA ENSALADA CRUJIENTE DE SEMILLAS DE GIRASOL.

VIEIRAS Y SALSA
1 a 1½ libras de vieiras grandes frescas o congeladas (alrededor de 12)
2 tomates Roma grandes, pelados, sin semillas y rebanados
½ taza de aceite de oliva
2 cucharadas de jugo de limón fresco
2 cucharadas de albahaca fresca picada
1 a 2 cucharaditas de cebollín finamente picado
1 cucharada de aceite de oliva

ENSALADA
4 tazas de brotes de girasol
1 limón, cortado en gajos
Aceite de oliva virgen extra

1. Si las vieiras están congeladas, descongélelas. Enjuague las vieiras; seco. Poner a un lado.

2. Para la salsa, combine los tomates, ½ taza de aceite de oliva, jugo de limón, albahaca y cebollín en una cacerola pequeña. Poner a un lado.

3. Caliente 1 cucharada de aceite de oliva en una sartén grande a fuego medio-alto. Agrega las vieiras; Cocine durante 4 a 5 minutos o hasta que estén dorados y opacos. Dar la vuelta una vez a la mitad de la cocción.

4. Para la ensalada, poner los brotes en un bol. Exprime rodajas de limón sobre los brotes y rocíalos con un poco de aceite de oliva. Lanza un partido.

5. Caliente la salsa a fuego lento. no cocines Para servir, coloque un poco de la salsa en el centro del plato; Coloque 3 vieiras encima. Servir con una ensalada de brotes.

*Consejo: Para pelar fácilmente los tomates, colóquelos en una cacerola con agua hirviendo durante 30 segundos a 1 minuto o hasta que la piel comience a partirse. Retire los tomates del agua hirviendo e inmediatamente sumérjalos en un recipiente con agua helada para detener el proceso de cocción. Cuando los tomates estén lo suficientemente fríos, quíteles la piel.

www.ingramcontent.com/pod-product-compliance
Lightning Source LLC
Chambersburg PA
CBHW071237080526
44587CB00013BA/1657